鼻専門医が教える「熟睡」を手にする最高の方法

擺脫鼻塞、打呼、睡不好的

鼻呼吸

日本鼻科權威醫師30年實證，

戒掉用嘴呼吸，讓你增加深度睡眠、一夜好眠！

專業兒童耳鼻喉科醫師、東京鼻科診所院長

黃川田徹——著

賴惠鈴——譯

「睡不好」、「半夜醒來好幾次」、
「睡再久也消除不了疲勞」、
「白天很睏，無法集中精神」……。

我猜拿起這本書的各位讀者都有這些煩惱。
其實這些問題可能都有一個共同的原因，
那就是睡覺的時候「鼻子塞住了」。
解決「鼻塞」的問題，就能改善睡眠的品質，
甚至還能提升工作或日常生活中的表現。
這是我身為專業鼻科醫生的建議，
也是本書的目標。

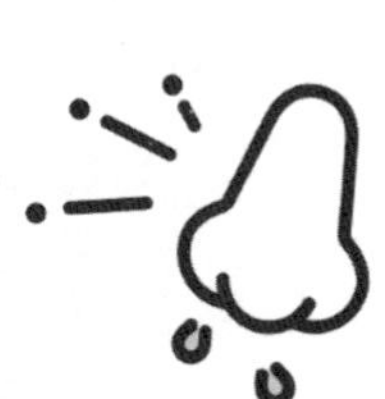

自我檢查！我有「隱性鼻塞」嗎？

各位的「鼻子」如何呢？請先檢查以下的項目。

睡眠時

- □ 會打呼
- □ 張嘴睡覺
- □ 半夜會醒來

起床後、白天時

- □ 早上起不來
- □ 早上起床時感覺沒有睡飽
- □ 白天很睏

平常身體狀態

- □ 吃飯時沒有細嚼慢嚥就吞下去
- □ 覺得自己的味覺很遲鈍
- □ 運動時覺得呼吸困難

只要有一項說中，就要小心了！

目錄

第4章 鼻炎藥治療
——改善鼻塞、提升睡眠品質的方法❶

第5章

在家裡也能「洗鼻子」

——改善鼻塞、提升睡眠品質的方法❷

第6章

鼻科手術

——改善鼻塞、提升睡眠品質的方法❸

第7章

「睡不好」對兒童身心影響很大

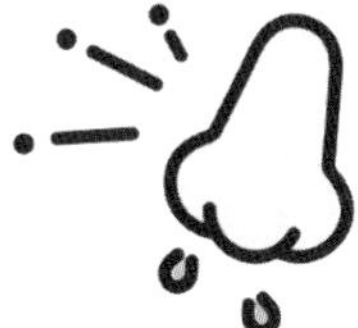

前言

睡眠與「鼻子」息息相關

專業鼻科醫生為何會提到睡眠呢？

大概也有讀者會覺得很莫名其妙吧。

然而，睡眠品質其實與「鼻子」息息相關。

從近年來與睡眠有關的書籍紛紛成為暢銷書、電視臺頻繁地拍攝與睡眠有關的特別節目也可以看出，許多人開始對「睡眠」這個議題產生高度的關心。

以前曾有讚揚「犧牲睡眠時間來努力學習」的風潮，也有過「能否持續戰鬥二十四小時」的電視廣告，但現在「為了保持身心健康，也必須睡眠充足」已經成為一般人的常識。可見希望能讓每天的工作效率都發揮到淋漓盡致，因此提醒自己「一定要睡飽睡好」的人也與日俱增。

「睡上睡不著，早上起不來」、「半夜醒來好幾次」、「睡再久也消除不了疲勞」、「白天很愛睏，無法集中精神」的狀態，就是所謂的「睡眠障礙」。

一般認為造成睡眠障礙的原因除了壓力及生活不規律以外，也會受到服藥的影響、酒精或咖啡因等飲食的影響、噪音或光線等環境的影響等等。還有，各種疾病造成身體疼痛、搔癢、頻尿或咳嗽等症狀都會引起睡眠障礙，心理的疾病也與睡眠障礙脫不了關係。

不過，其實大家都不知道，還有一個很大的原因會造成睡眠障礙，那就是「**鼻子**」。

本書將聚焦於「鼻子」上，為各位解說熟睡的方法。

鼻子問題與睡眠障礙的關聯性已是常識

大約從十年前開始，國外就發表過研究鼻子問題與睡眠障礙關聯性的論文，但日本直到這一、兩年才開始注意到這個問題❶。

這裡所說的鼻子問題，除了因杉樹或檜木、稻科植物等造成的花粉症以外，也泛指由塵蟎等原因造成的**過敏性鼻炎**、其他**慢性鼻炎**、**鼻竇炎**（**副鼻腔蓄膿症**）等等。各位讀者中，大概也有很多人都有「一整季都為花粉症所苦」、「有鼻炎宿疾，深受流鼻水、打噴嚏、鼻塞等症狀所苦」的煩惱吧。

我猜為花粉症及慢性鼻炎所苦的人，大部分都有「頭昏腦脹」、「很容易疲倦」、「無法消除疲勞」的問題。以前都認為之所以會出現這些症狀，主要是因為治療鼻炎的藥物副作用，導致患者變得愛睏。

然而，**在花粉症季節時，我們的注意力或工作效率降低，其實很可能跟睡眠障**

礙有關。

鼻子一旦塞住就會淺眠

花粉症等鼻子的問題，為什麼會引起睡眠障礙呢？以最簡單的方式來說，這是因為「**鼻子一旦塞住，就會呼吸困難，導致大腦會在自己也沒有注意到的情況下醒來，破壞睡眠品質**」。這也是鼻子過敏會引起睡眠障礙的原因。

鼻子負責直接維持生命的呼吸功能，所以鼻子一旦塞住，就會改用嘴巴呼吸，這麼一來將無法吸到足夠的氧氣。睡眠中鼻子一旦塞住，呼吸困難就會導致淺眠，

❶ 請參照本書最後的「主要參考文獻」。

圖 a　因鼻塞而淺眠的人高達七成以上！

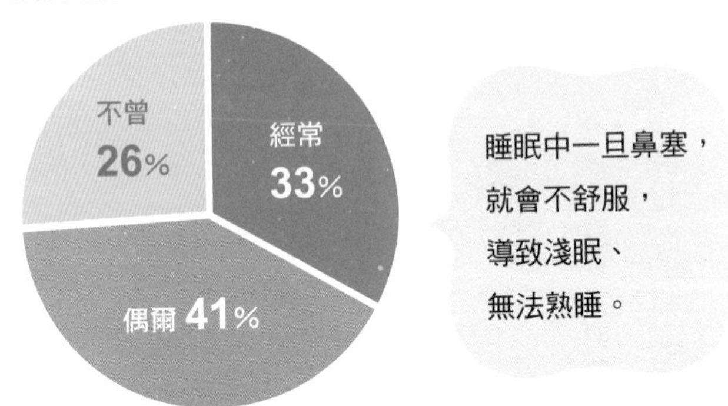

＊ 期間：2019年1月1日～2019年12月31日／對象：初診問診（成人）3023人

進而「無法熟睡」、「睡再久也消除不了疲勞」，導致白天很睏、覺得很疲勞。在這種情況下，無法專心工作也是人之常情。

分析來我們這種專門治療鼻病的診所看診的成人患者，在初診問診時回答**曾經因為鼻塞而淺眠的人，多達七四%以上**。

很多人都沒有自覺的「隱性鼻塞」

鼻炎導致睡眠障礙的可怕之處，就在於很多人根本沒有自覺症狀。大家可能會以為鼻子一旦塞住，就會呼吸困難，不是應該會發現嗎？事實上並非如此。

首先，如果是慢性鼻塞的人，已經對鼻子塞住的狀態習以為常，會毫無自覺「自己的鼻子塞住了」。

提到鼻塞，也有人認為是**鼻子完全塞住，完全無法用鼻子呼吸的狀態**，但即使沒有這麼嚴重，無法只用鼻子呼吸，**必須用嘴巴幫忙呼吸**的人通常都已經鼻塞了。

還有一點希望各位知道的，那就是很多人都是只有就寢時才會鼻塞的「**隱性鼻塞**」患者。

一般而言，鼻炎在白天時症狀通常並不嚴重，但很容易**在睡眠中惡化**。因此絲毫沒有「鼻炎」的自覺，放著鼻炎不管的人也不少。「隱性鼻炎」的人很可能完全沒發現，白天工作表現不佳，是因為自己的睡眠品質很差。

用檢查清單確認各位的「鼻子」

細節將在序章之後為各位說明，但是要判斷是否因為鼻塞而引發睡眠障礙，最簡單的檢查重點就是「打呼」。

會打呼的人，請先做好自己「睡眠中會鼻塞」的心理準備。

另外，除了打呼以外，還有很多徵兆可以檢查自己是否因鼻塞而有睡眠障礙。即使獨居，或雖然和家人一起住，但各睡各的因而無法判斷自己會不會打呼的人，可以用本書第20～21頁的檢查清單來進行自我檢測。

提升睡眠品質，有助於提升專注力及工作效率

光看檢查清單，應該很多人會懷疑自己或家人「睡著的時候說不定鼻塞

了……」

倘若鼻塞引起睡眠障礙，睡眠品質不良除了會持續**對身心造成負擔**，當然也**無法集中注意力，導致工作效率低落**，所以最好不要放著不管。

再者，兒童也可能產生睡眠障礙，最好積極地改善。**如果是成長中的小孩，惡化的睡眠品質會造成非常大的影響**。

本書將為各位說明鼻塞的恐怖、鼻塞導致的睡眠品質欠佳如何影響工作表現，再說明哪些疾病是造成鼻塞的原因。除此之外，還會帶大家思考該如何改善鼻塞。不只是在醫院接受治療，也會特別詳細介紹「洗鼻子」的方法，讓各位在日常生活中就可以簡單地解決鼻塞的問題。

我開始主攻治療鼻塞，是在我四十歲離開教學醫院，在靜岡縣濱松市開了一家五十坪左右的小耳鼻喉科診所時。在那之前，我參與過許多耳朵及頭頸部的手術，尤其致力於專門治療頭頸部癌症，幾乎沒有治療鼻子的經驗。

可是開了診所以後，我留意到有非常多人前來看診，都是因為深受慢性鼻炎或鼻竇炎的症狀所苦。另一方面，一般開業醫生提供的治療都是一些只有暫時性效果的療法，例如抽鼻涕或用吸入器（把有助於黏膜收縮的藥變成霧狀讓患者吸入的機器）治療、開藥等。如果仍沒有效果，患者就必須前往教學醫院或綜合醫院動需要住院二到四週的大手術。

當其他醫療技術飛速進步時，另一方面，慢性鼻炎及鼻竇炎的治療幾十年來幾乎沒有進步。

受到這個衝擊，我下定決心要以「安全性高，效果佳」、「不需要住院，對身體的負擔比較小」、「小朋友也能做」的手術來治療鼻炎患者。隨著研究出手術治療方法，導入當時還很罕見的內視鏡等器材，一九九一年開設了專門中心，提供全身麻醉、當天即可出院的手術。後來又獨自開發適合短期住院的手術方法及用於手術的機器，致力於縮短手術時間，以減輕對患者身體造成的負擔，二〇〇八年我在東京也開設鼻科手術的專門中心，提供當天即可出院的全身麻醉手術。

我前前後後從事鼻科手術治療將近三十年，開業至今，來本院進行鼻科手術的患者多達一萬四千人。人的一生可能會開好幾次刀，但身為醫生，動過這麼多鼻科手術的案例，我想放眼全世界應該也不多見。

然後在治療鼻子的過程中，我發現到一件事，那就是鼻塞與睡眠的關係。

大部分的人還不清楚，鼻塞會導致睡眠品質惡化，兒童的鼻塞有時候還會對其身心發育造成深刻的影響。

但願能透過本書，加強大家對鼻塞可能會導致睡眠品質惡化的理解，幫助各位提升自己或家人的工作表現。

二〇二一年二月　黃川田徹

身體狀態

- □ 不管有沒有自覺症狀，曾經被診斷有「鼻炎」
- □ 經常流鼻水
- □ 吃飯時沒有細嚼慢嚥就吞下去
- □ 覺得自己的味覺很遲鈍
- □ 運動時覺得呼吸困難
- □ 下巴窄小，齒列不整齊
- □ 很容易發生氣喘或支氣管炎等呼吸道黏膜的毛病

小朋友也要注意！

- □ 經常張開嘴巴忘了閉上
- □ 已經上小學還會尿床
- □ 很容易心浮氣躁、發脾氣
- □ 姿勢不良，稍微前傾
- □ 讀書時不太能集中精神
- □ 靜不下心來

※更詳細的「兒童鼻塞檢查清單」，請參照本書第154-155頁

「隱性鼻塞」檢查清單

睡眠中

- ☐ 會打呼
- ☐ 張嘴睡覺（即使是微微張開也要小心，尤其是清晨）
- ☐ 呼吸會停止
- ☐ 一直翻來覆去
- ☐ 半夜會醒來

起床時

- ☐ 早上起不來
- ☐ 起床時感覺沒有睡飽
- ☐ 起床時覺得口渴

白天時

- ☐ 用嘴巴呼吸
- ☐ 白天很睏
- ☐ 精神不集中，或者是能集中的時間很短

序　章

如果總是睡不飽，先懷疑「鼻子」

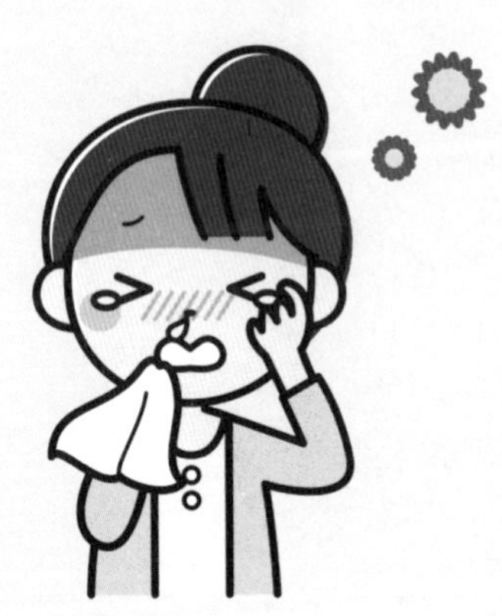

1

解決鼻子問題，大幅提升工作表現

「上班時注意力無法持續集中，始終無法提升工作效率。」

「明明很認真開會，開到一半突然覺得好睏，忍不住打起瞌睡來。」

「每天都覺得好累，沒有幹勁……」

我猜很多人都有這種煩惱吧。三十歲、四十歲、五十歲……隨著年齡增長，或許也有人開始覺得「這也沒辦法，誰叫我已經上了年紀」，或是認為「工作忙得喘不過氣來，感到疲累是正常的」而呈現半放棄的狀態。

然而，各位的工作表現不佳，其實是因為罹患睡眠中鼻子塞住的「**隱性鼻塞**」也說不定。

四十歲、從事自營業的A先生發現自己會用嘴巴呼吸，在家人「最好別放著不管」的勸說下來本院看診。雖然A先生「不覺得日常生活有什麼問題」，但仔細診察後，發現他有因為鼻炎造成的鼻塞問題，於是展開治療。

治療後的A先生身上最顯著的變化，莫過於不再感到慢性疲勞，**頭腦變得清晰，更能集中精神**，大幅改善了工作表現。

小時候大家都說我「體弱多病」，自己也覺得好像沒什麼體力。上課時也經常打瞌睡，出社會以後，每天下班回家就直接上床睡覺。常常一睡就睡上三、四個小時。想睡就睡，假日則一整天在床上滾來滾去，即使出門也一下子就累了，所以走沒兩步就坐下來休息，對我而言往往是再自然不過的事。但是自從開始治療鼻炎以後，白天一點都不睏了……

A先生說他幾乎不再打瞌睡，家人也驚訝地說：「你最近都不會在睡眠時間以外的時間睡覺了。」

我還以為早上起不來、早上醒來腦中一片空白是自己天生的體質，但經過治療，**現在只要鬧鐘一響，我就會自動醒來**。不再打瞌睡的另一個好處是可以活動的時間也增加了，感覺白天也比以前神清氣爽，工作起來更專注了。過去上班時經常覺得思路不清晰、覺得很累，坐在電腦前經常不小心按錯鍵，開始治療後，這些症狀也都減少了。

A先生過去習以為常的「身體沉重、白天想睡」的症狀都不見了，工作效率大幅提升，這才發現是因為自己的睡眠品質不好。

我只是毫無自覺，但其實早已處於睡再久也無法消除疲勞的狀態。一想到當時如果沒有接受治療，繼續這樣下去的話，就覺得毛骨悚然。

2

專注力與鼻子的關聯

鼻子不舒服，究竟會對我們的工作表現造成多大的影響？以下為各位介紹在二〇一五年七月到二〇一七年十月期間，來本院就診並接受鼻科手術治療的十六歲以上患者當中，我針對術後六個月以上的三二六位患者進行問卷調查的結果。

我使用的是「鼻結膜炎生活品質調查問卷／RQLQ（S）」，這是廣泛使用於鼻炎的標準調查問卷，讓患者自己回答問題。

「眼、鼻以外的各種症狀」分成「**倦怠、口渴、工作效率下降、愛睏、注意力**

不集中、頭痛、疲憊不堪」等七大項，詢問的方式是問他們填寫問卷前一週對這些項目困擾的程度，請他們分成「完全沒有這個困擾」到「極度困擾」的七個階段，自己回答問題。

觀察初診時的調查結果，有「注意力不集中」困擾的人（稍微困擾～極度困擾）高達五九．九％。同樣地，有「工作效率下降」困擾的人達五五．九％、有「愛睏」困擾的人達六一．三％、有「倦怠」困擾的人為四四％、有「疲憊不堪」困擾的人為四八．三％。

另外，這項調查的「睡眠」項目又分成「**很難入睡、半夜會醒來、睡眠不足**」等三個細項，為了了解鼻子的症狀，透過詢問他們填寫問卷前一週「睡覺的時候有哪些困擾」，同樣請他們分成七個階段來回答。

根據初診時的調查顯示，有「很難入睡」困擾的人為四一．八％、有「半夜會醒來」困擾的人為四一．四％、有「睡眠不足」困擾的人高達五六．三％。

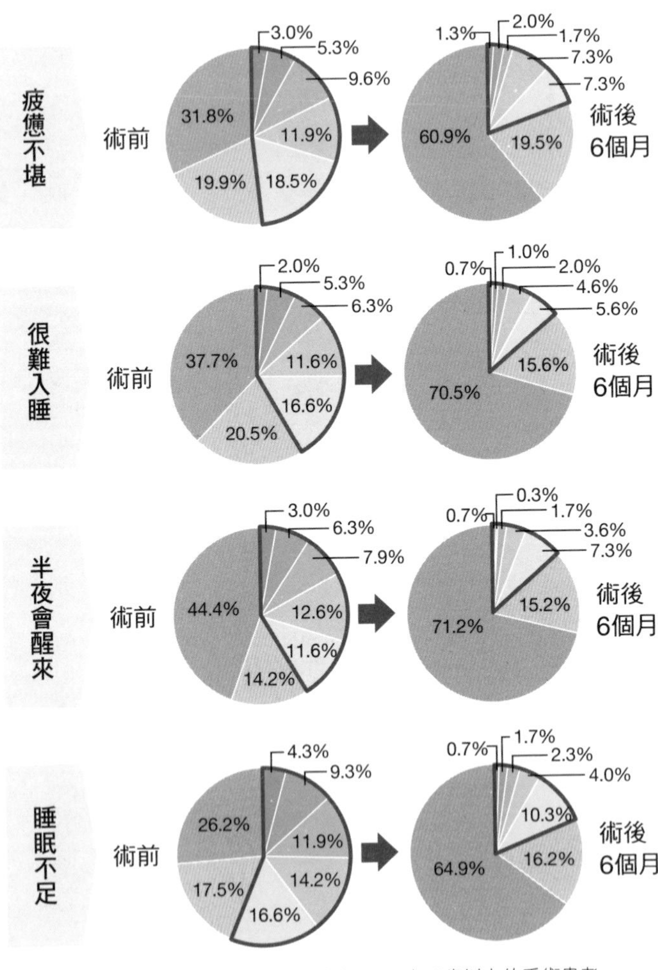

＊ 期間：2015年7月～2017年10月／對象：326名16歲以上的手術患者

圖 0-1　治療鼻塞能大幅改善「生活品質」

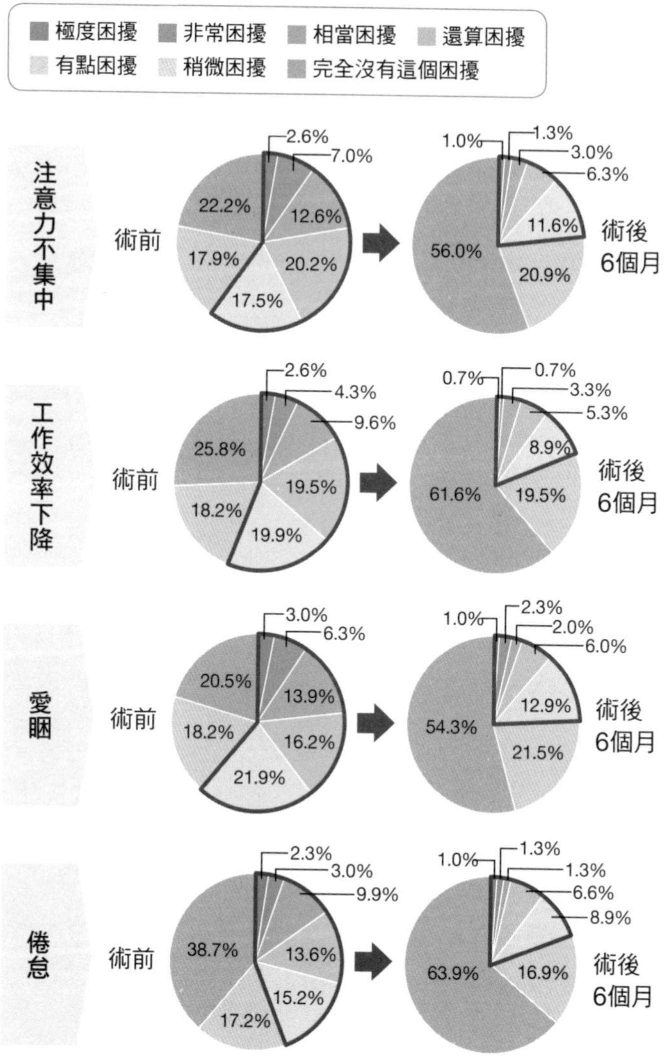

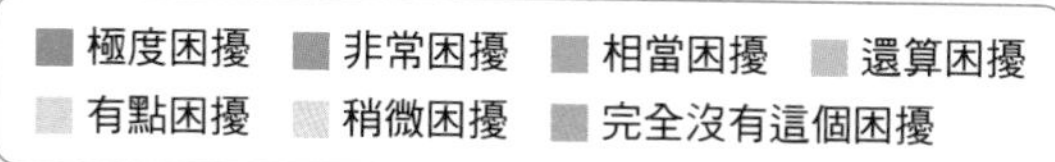

注意力不集中

術前
2.6%
7.0%
12.6%
20.2%
17.5%
17.9%
22.2%

術後6個月
1.0%
1.3%
3.0%
6.3%
11.6%
20.9%
56.0%

工作效率下降

術前
2.6%
4.3%
9.6%
19.5%
19.9%
18.2%
25.8%

術後6個月
0.7%
0.7%
3.3%
5.3%
8.9%
19.5%
61.6%

愛睏

術前
3.0%
6.3%
13.9%
16.2%
21.9%
18.2%
20.5%

術後6個月
1.0%
2.3%
2.0%
6.0%
12.9%
21.5%
54.3%

倦怠

術前
2.3%
3.0%
9.9%
13.6%
15.2%
17.2%
38.7%

術後6個月
1.0%
1.3%
1.3%
6.6%
8.9%
16.9%
63.9%

從這些數據可以看出，因為鼻塞來本院就診的患者多半都有「很難入睡」、「半夜會醒來」、「睡眠不足」的煩惱，除了鼻塞以外，很多人都對注意力不集中及工作效率下降、愛睏等問題感到困擾。

那麼，這些煩惱在接受手術治療後有什麼變化呢？

術後六個月再請他們填寫同樣的問卷，回答有「注意力不集中」困擾的人降到二三・二％、有「工作效率下降」困擾的人降至一八・九％、有「愛睏」困擾的人降至二四・二％、有「倦怠」困擾的人降至一九・一％、有「疲憊不堪」困擾的人降至一・六％，各自都有**大幅度的下降**。

至於睡眠，有「很難入睡」困擾的人下降到一三・九％、有「半夜會醒來」困擾的人降到一三・六％、有「睡眠不足」困擾的人降到一九％，這部分也大幅改善了不少。

從調查結果不難發現，**治療鼻塞能大幅改善生活品質**。不只解決鼻子本身的問題，也能一併解決睡眠的煩惱，甚至還有改善學習注意力或工作效率低落及疲勞的效果。

實際上，來本院接受鼻塞治療的患者都表示，不僅鼻塞的問題獲得改善，像A先生那樣「變得不容易疲倦，工作效率變好了」、「精神變得集中」的人也不少，如果患者是兒童，則經常會收到「**成績變好了**」的反饋。

第1章

工作及人生品質，取決於「睡眠品質」

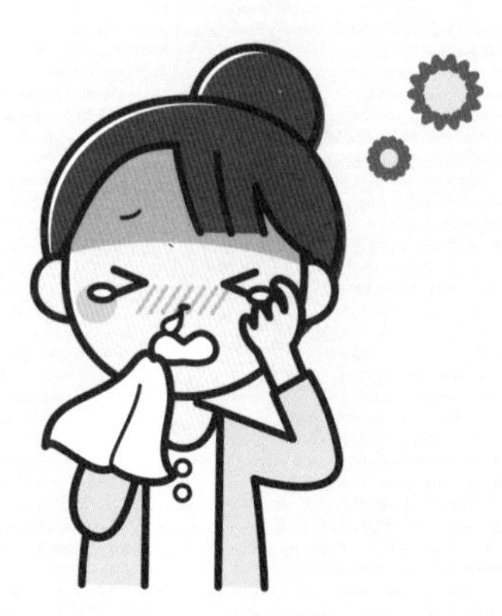

1

睡眠不足的可怕，不只是「愛睏」而已

我們已經知道因鼻塞來本院就診的患者多半都有「很難入睡」、「半夜會醒來」、「睡眠不足」的煩惱，**鼻塞有時候會造成非常嚴重的睡眠障礙**。

提到「睡眠障礙」，通常是指翻來覆去睡不著（難以入眠）、半夜醒來（中途覺醒）、一大早就醒來（提早清醒）、淺眠、無法熟睡（熟睡障礙）等統稱為「**失眠**」的症狀，或睡眠呼吸中止症等「**睡眠呼吸障礙**」、白天過度愛睏的「**嗜睡**」、睡眠中腳會敏感抽動，下肢一直不動會覺得很不舒服等異常反應的「**不寧腿症候**

圖 1-1　**主要的睡眠障礙種類**

失眠	意指儘管在正常的時間上床就寢，也確保了睡眠時間，但睡眠品質很差，白天的生活品質也不好的狀態。分成上床後仍遲遲睡不著的「難以入眠」、半夜醒來的「中途覺醒」、一大早就醒來的「提早清醒」、淺眠、無法熟睡的「熟睡障礙」等症狀。
嗜睡	白天過度愛睏。除了因為覺醒功能降低造成暫時性的嗜睡（猝睡症等）之外，有的情況是因為睡眠品質欠佳，無法得到充分的休息，導致白天過度愛睏。
睡眠呼吸障礙	打呼很大聲，睡眠中暫時停止呼吸的「睡眠呼吸中止症」等等。
不寧腿症候群	腳敏感抽動，產生一直不動會覺得很不舒服等異常反應，影響睡眠。

群」等等。

其中「睡眠呼吸障礙」的可怕之處，在於腦會因為呼吸困難而反覆覺醒，從而降低睡眠品質，導致身心皆無法得到充分的休息。也有人深受「半夜一直醒來」的自覺症狀所苦，但是**完全沒發現大腦反覆覺醒的個案也不少**。而以為「已經睡得夠久了，應該沒問題」的人，其實也可能陷入**睡眠品質不佳**、**慢性的睡眠不足**狀態。

為了讓各位對由鼻塞造成的「睡眠不足狀態」有更深入的了解，本章將仔細地為大家介紹睡眠不足會對我們的身心帶來哪些影響。

2

睡不到五小時的人，比較容易生病

為了保持對傳染病的抵抗力，大家都說需要適度的運動、營養均衡的飲食以及足夠的睡眠，好讓身心充分地休息。

在思考睡眠與傳染病的關係時，我參考了加州大學舊金山分校精神病學教授艾力克・普拉瑟（Aric Prather）針對睡眠與免疫系統的關係所做的實驗。

普拉札徵求一六四名健康的男女（十八到五十五歲），檢測他們的睡眠後，對所有人進行隔離，在鼻子裡植入會讓人感冒的鼻病毒。然後再讓植入病毒的受試者在研究所度過一週，分析他們的血液、唾液、鼻水、免疫抗體等，檢查他們有沒有受到感染。

這個實驗最令人感興趣的一點在於根據植入病毒前一週的睡眠時間，先將受試者分成四組（睡眠時間不到五小時、五～六小時、六～七小時、七小時以上），發現**睡眠時間與感染機率成反比**。植入病毒前一週的睡眠時間愈短，感染病毒的機率愈高，相較於「不到五小時」那一組的感染率高達四五％，「七小時以上」那一組的感染率只有十五％。

以我的經驗來說，**詢問鼻塞患者平常的狀況，發現很多人都有「容易感冒」的傾向**。經由手術治療改善鼻塞後，有不少人感冒的頻率也改善了。

想當然耳，除了鼻塞以外，與感冒有關的因素要多少有多少，因此光靠患者的口碑無法證明鼻塞與感冒的關係。

只不過，**有鑑於睡眠時間與鼻病毒感染率的關係**，我想建議各位為了預防一般感冒及流行性感冒等傳染病，最好攝取充足的睡眠，因此也必須有意識地改善鼻塞，以確保得到高品質的睡眠。

3

慢性睡眠不足的危害與熬夜無異

在序章為各位介紹了本院的患者數據，可以看出鼻塞患者通常都有睡眠障礙、注意力不足等問題。

針對「**睡眠不足導致注意力不集中**」這點已經進行過許多實驗。舉例來說，加州大學柏克萊分校的教授同時也是睡眠科學家馬修．沃克（Matthew Walker）在他的著作《為什麼要睡覺？》（*Why We Sleep*）中指出：

只要稍微沒睡好，腦部最先受到影響的功能就是「專注力」。

該書也介紹了賓夕法尼亞大學佩雷爾曼醫學院睡眠、時間生物學研究所教授大衛．丁吉斯（David Dingis）做的實驗，讓受試者對睡眠時間進行各式各樣的調整，分成四組，分別是每晚睡八小時的「充足睡眠組」和三天完全不睡覺的「徹夜不眠組」，以及一天睡眠時間各為四小時和六小時的「慢性睡眠不足組」進行比較。測試方法是當按鈕發光或電腦螢幕亮起，受試者能不能在一定的時間內按下對應的按鈕，測試反應的正確程度與反應速度，藉此判斷受試者的專注力。

上述的實驗結果可以彙整成以下三個重點：

1. 睡足八小時的組別基本上兩週受測期間都能表現出完美的反應。
2. 睡眠不足的組別裡，不只所有人的反應速度都變慢了，還會陷入「完全沒反應」的狀態。

3. 十天持續只睡六小時的組別和二十四小時不睡覺的組別表現得一樣差，且工作效率在實驗的過程中持續下降。

針對發生第二點的「完全沒反應」狀態，丁吉斯發現了「微睡眠」這件事。所謂的微睡眠是指**在本人毫無自覺的極短時間，大腦無法吸收外界資訊的狀態**，不同於完全睡著的「打瞌睡」。

微睡眠的危險之處，在於那短短的幾秒可能會發生車禍等重大的意外。已知微睡眠是因為持續的慢性睡眠不足引起，具體地說，**如果平常的睡眠時間不到七小時，就會引起微睡眠的症狀**。

至於第三點，則顯示慢性的睡眠不足將導致工作表現與「徹夜不眠組」一樣差，而且如果一直處於慢性睡眠不足的狀態，工作效率將繼續惡化下去。

4 很多人沒意識到「隱性鼻塞」

問題是**很多常態性睡眠不足**的人，通常都沒有注意到第三點的事實。如同前面介紹過A先生的案例，明明已經因為鼻塞引起睡眠障礙了，卻毫無自覺，因此變成慢性睡眠不足的人也不少。A先生除了沒注意到自己的睡眠品質不好，當然也沒發現自己的工作效率變差，這並不是什麼特例。

關於這部分，沃克在書中指出了兩個重要的點。好幾個研究睡眠時間造成工作表現變化的實驗結果都認為這是睡眠不足最大的危害，沃克舉了一個例子，「詢問受試者認為自己的能力降低多少，所有人都覺得差異不大——這就像飲酒過量的人往往踩著搖搖晃晃的腳步，拿著車鑰匙說：『我沒醉，我能開車。』」

另一點是「標準被重新設定」的現象。他在書中寫到：

慢性睡眠不足的情況長達幾個月到幾年的人，已經習慣自己表現不好的狀態。認為反應遲鈍、昏昏沉沉、無精打采是自己正常的狀態。因此不會意識到自己的能力降低、健康一點一滴地受到侵蝕，是因為慢性睡眠不足的關係。……

一旦陷入這種狀態，能意識到睡眠不足與身心不適有關的人少之又少。

之所以大多數人都意識不到睡眠中鼻塞因此造成睡眠障礙，陷入慢性睡眠不足的狀態，原因就出在這裡。說不定各位及各位身邊也有人「認為無精打采是自己正常的狀態」或「沒發現自己的健康正一點一滴地受到侵蝕」。

5 睡眠不足的人很容易生氣

已知睡眠不足不僅會削弱專注力，讓人在工作或學習時表現不好。睡眠不足還會破壞人類最重要的**控制感情的能力**、**創造性及社交性**等等。

沃克為了闡述睡眠不足為何會讓人變得容易心浮氣躁，用磁振造影MRI做了實驗。他將年輕健康的成年受試者分成兩組，一組徹夜未眠，另一組跟平常一樣睡覺後，請他們看一百張諸如籃子或漂流木等情感上介於中性的照片，以及起火燃燒的房子或正要攻擊自己的蛇等會引起負面情緒的照片，再用MRI掃瞄腦部，觀察兩組受試者的不同反應。

結果發現，因熬夜導致睡眠不足的受試者體內的**「杏仁核」會增幅六十%的反應**。杏仁核掌管「憤怒」的情緒，也跟壓力反應有關。另一方面，睡眠充足那組即使看了相同的照片，杏仁核也不會出現那麼大的反應。實驗結果顯示，睡眠不足會導致杏仁核反應過度，變得容易**心浮氣躁**。

在商業社會中，溝通能力的重要性受到倡議，另一方面，防止騷擾的意識正日漸提升，身為管理階層的人也同時被要求一定要具備控制情緒的能力。

為了學會控制情緒，很多人都開始學習應對憤怒情緒的憤怒管理法，但如今既已了解**持續處於睡眠不足的狀態，會讓人難以控制情緒**，或許就必須把焦點放在如何提升睡眠品質。

沃克為了調查睡眠不足在職場上對生產力及創造力造成的影響，也在實驗中設計了許多近似實際工作的任務。

他的具體作法是準備許多不同的任務，從聽電話答錄機的單純作業到執行需要解決問題能力與創造力的專案，請「睡眠不足的受試者」與「睡眠充足的受試者」各自選擇自己想完成的任務。

分析上述的實驗結果，沃克說：「睡眠不足的受試者都選了最簡單的工作。」也就是說，睡眠不足的人總是選擇輕鬆的路，幾乎想不出有創造力的解決方案。

如同沃克自己也不諱言，光這樣無法判斷「睡眠不足的人一定會選擇輕鬆的工作」。因為輕視睡眠的人可能本來就是好逸惡勞的性格。但沃克繼續對選擇輕鬆工作的人做實驗，請他們在睡眠充足的狀態下再選一次工作，結果發現他們這次會選擇比較難的工作。

基於林林總總的研究結果，沃克認為睡眠不足會「降低產值、降低工作士氣、降低創造力、降低幸福感、變得怠惰。而且不僅如此，就連道德觀也會降低」。

倘若商務人士想在充分發揮自己本來應有的工作效率之餘，還能積極地面對工作，最好**把「解決睡眠不足」的問題視為當務之急**。

6

肥胖、高血壓、糖尿病的風險也提高了

前面帶大家看了睡眠障礙所造成的睡眠不足狀態，會對免疫系統及日常生活帶來什麼樣的影響。只是伴隨著鼻塞的睡眠障礙還有一點應該要知道的，那就是具有中長期侵蝕身體，**引發各種併發症的風險**。

捏住鼻子，用嘴呼吸時，嘴巴會張開，舌頭往後縮。同時會放鬆喉嚨的肌肉，使喉嚨變窄。當空氣通過變窄的喉嚨，喉嚨的組織就會震動，開始「打呼」。

因此不妨把打呼想成是「**捏住鼻子，用嘴呼吸**」。

圖 1-2　**打呼的原理**

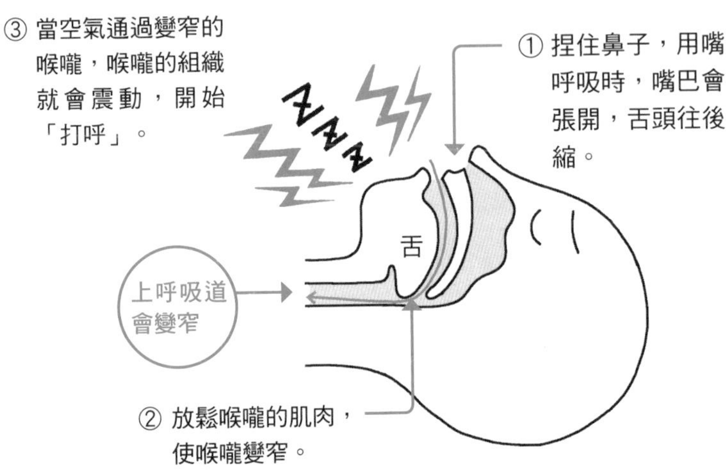

當上述的狀態愈來愈嚴重，導致呼吸道堵住，就會無法呼吸，這就是所謂的「**睡眠呼吸中止症**」。一旦呼吸困難，就會覺得不舒服，變得淺眠，因此肌肉會繃緊，好讓呼吸道打開，維持呼吸，可是一旦進入熟睡的狀態，肌肉又會放鬆，呼吸道又會堵住，呼吸又會中止——當上述情況一再重複，讓患者整晚都無法熟睡。

若一直處於呼吸中止的狀

態，血壓會升高，循環系統就很容易出問題。

大家應該知道，人醒著的時候通常是交感神經較活絡，睡著時則換副交感神經較活絡。在這個前提下，血壓會在早晨上升、睡眠中下降。

然而，如果睡眠中處於呼吸中止的狀態，大腦會難受地醒來，導致交感神經變得活絡，血壓上升。一旦重新開始呼吸又會恢復原狀。一整晚如此反反覆覆，睡眠呼吸中止症的人就寢時血壓會一直變動。從血壓在夜間大幅變動的特徵可以看出來，為什麼睡眠呼吸中止症的併發症之一就是高血壓。**整晚劇烈變動的血壓，會對心臟及血管造成非常大的負擔**。

眾所周知，睡眠呼吸中止症也會造成**動脈硬化**。據說是因為睡眠中一直處於氧氣無法充分傳導到全身的狀態，導致血管發炎、動脈硬化。

動脈硬化會引起各式各樣的疾病。除了心肌梗塞及狹心症等心臟病以外，也容易引發腦中風、腦出血、蜘蛛網膜下腔出血等腦血管疾病、主動脈剝離或慢性腎臟病等等。

另外，即使不到診斷為睡眠呼吸中止症的程度，倘若繼續處於慢性睡眠不足的狀態，還是會增加罹患各種疾病的風險。

根據日本厚生勞動省公布的《促進健康的睡眠指南・二〇一四版》（厚生勞動省健康局於平成二六年三月實施）指出，**睡眠不足會提高肥胖、高血壓、糖尿病、心血管疾病、代謝症候群等發病的風險**，縮短睡眠時間的實驗也證明睡眠不足會產生不安及憂鬱、被害妄想等等，導致認知功能降低，而認知功能在調節情緒及維持有建設性的思考能力、記憶力上至關重要。

無論是短期還是中長期，如欲保持身心健康、充分發揮與生俱來的工作能力，一定要充分地攝取高品質的睡眠。

睡眠品質不好的訊號 ❶

用嘴呼吸

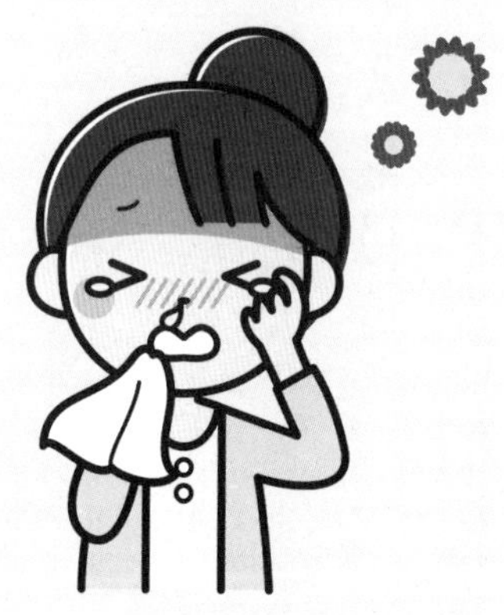

1 人本來就是用「鼻子」呼吸的生物

令人意外的是，不知道「**用嘴巴呼吸對身體不好**」的人比想像中還多。話說回來，**應該有很多人都沒有意識到自己是用鼻子或用嘴巴呼吸**。

就像先前介紹過的四十歲自營業A先生，來本院看診以前根本沒想到自己有鼻塞的問題。A先生還以為鼻塞是指感冒時那種「鼻子完全塞住的狀態」。因為對A先生而言，平常光靠鼻子呼吸不夠，還會用嘴巴幫忙呼吸已經是極其自然的事。

A先生說他之所以意識到「說不定自己的鼻子並不正常」，是因為他去上皮拉提斯課時，教練要他吸一大口氣，才發現自己光用鼻子無法吸一大口氣。與家人討論後，家人說「用鼻子呼吸是理所當然的事」、「光靠鼻子不夠呼吸的話也太奇怪了」，他才想到檢查一下鼻子的狀態而來本院看診。

換言之，A先生直到發現自己「光用鼻子無法吸一大口氣」前，完全沒有發現自己用嘴呼吸。

若問為什麼用嘴呼吸對身體不好，我想能加以說明的人應該少之又少。或許有人會覺得很不可思議，「這麼說來，我確實都用嘴巴呼吸也說不定，用嘴呼吸是這麼不好的事嗎？」

這裡我想強調一點，**用鼻子呼吸乃天經地義，嘴巴無法代替鼻子呼吸**。話說回來，生物在演進的過程中，鼻子從非常早的初期就是負責呼吸的「必需品」，不能輕易放掉。也不該輕易想說，「人類只要張開嘴巴就能呼吸，所以用嘴呼吸也無所謂吧」。

2

關於鼻子和呼吸的基礎知識

我們的鼻子在呼吸上扮演著非常重要的角色。為了理解這一點，請先觀察鼻子裡的構造。以下含有一些專業術語，但是請耐心地看下去，以建立改善睡眠品質、提升工作效率的基礎知識。

鼻子裡的空間稱為「鼻腔」。鼻腔的外壁有幾個小孔，孔中會形成宛如洞窟的空洞，這個空洞稱為「鼻竇」。

圖 2-1　**鼻子的構造**

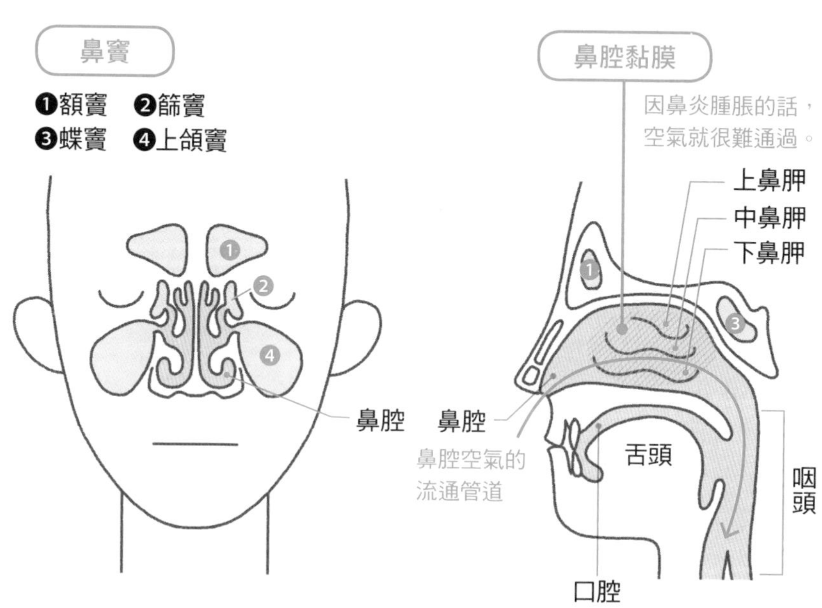

鼻腔與鼻竇以有如一張紙揉出皺褶般的狀態，全部連在一起。如果很難理解的話，可以想像從鼻子的入口到喉嚨深處是稱為「鼻腔」的通道，途中經過稱為「鼻竇」的洞窟，大概比較好了解。然後通道和洞窟的「壁」全都覆蓋著柔軟的黏膜。

鼻子主要具有「呼

吸器官」和「感覺器官（嗅覺）」兩者的功能。

鼻子也扮演著感受氣味或風味的感覺器官，如同聞到花的香氣或美味食物的味道時會覺得好香、對食物腐敗發出的惡臭很敏感，日常生活中應該會有不少意識到味道的場面。

另一方面，我想大家幾乎都沒有意識到呼吸這個行為。即使被問到鼻子在呼吸時扮演著什麼角色，大概也有很多人都答不上來。

然而，**呼吸是維持生命的基礎**。「吸氣」是為了將氧氣吸收到體內，而氧氣則是產出能量，讓構成我們身體的每一顆細胞生存、活動不可或缺的要素。

我們體內的能量是**攝取到細胞內的養分與氧氣產生化學反應的產物**，而上述的反應結束後會留下二氧化碳和水。二氧化碳放著不管的話，會產生對身體有害的酸性物質，因此必須立刻排出細胞外。細胞內的二氧化碳經由血液集中在肺部，再藉由「吐氣」排出體外。

3 鼻子做爲呼吸器官的獨特功能

鼻子做為呼吸器官，主要有四種功能。

功能❶ 屏蔽有害物質

空氣中浮游著灰塵及花粉、細菌、病毒等粒子。空氣被傳送到肺這個細緻的器官前，必須盡可能屏蔽掉這些有害物質。

空氣中的粒子進入鼻腔後會先被鼻毛擋掉一些。鼻毛沒能捕捉到的粒子再由**覆蓋著鼻腔黏膜的黏液層**捕捉。黏液層長滿了長度五微米（〇‧〇〇五毫米）的微細纖毛，這些纖毛就像輸送帶一樣，將捕捉到的粒子與黏液一起送到胃裡。被送到胃裡的粒子經由胃酸處理後會變成無害的物質。拜以上構造所賜，超過一微米（〇‧〇〇一毫米）的粒子會在鼻子裡被攔下來，**無法進到肺部**。

功能2 維持肺裡的環境

鼻子也扮演著「**空調**」的角色。不管是冰天雪地，還是赤道下的灼熱之地；不管是溼答答的場所，還是乾巴巴的地區，我們從鼻子吸入的空氣在進入肺部的過程中，會配合肺裡的環境調節成**接近三七度的溫度**、**接近百分之百的溼度**。

從鼻子吸入的空氣進入肺部的時間非常短，幾乎就是「啊！」一聲的時間。能在一瞬間調節好溫度和溼度，祕密就在於從鼻腔兩側的壁往中央突出的突起，這塊稱為「鼻胛」的突起能確保空氣與黏膜接觸的面積。有了鼻胛，覆蓋鼻腔的黏膜面積可以增加到鼻腔大小的四倍。

功能 ❸ 增加進出肺的空氣量

已知用鼻子呼吸的呼吸次數及進出肺部的空氣量（換氣量）比用嘴巴呼吸的多。從對鼻子噴灑局部麻醉藥劑可以讓促進呼吸的作用暫停這點，不妨想像成鼻黏膜存在著感應器，會引起神經反射，活化肺的活動。

功能4 增加流經肺中的血液量，促進血液攝取氧氣

我們都知道用嘴巴呼吸的話，**血中的氧氣濃度會比用鼻子呼吸低**。這與從鼻腔或鼻竇的黏膜產生大量一氧化氮有關。一氧化氮具有擴張肺部血管，讓輸送到肺部的氧氣有效率地移到血管內的作用，也運用在呼吸衰竭的重症患者所使用的吸入療法上。換句話說，我們透過用鼻子呼吸，吸入一氧化氮，從而得到與吸入療法相同的效果。

4

用嘴呼吸就無法充分吸收氧氣

鼻子具有以上做為「呼吸器官」的四種功能，扮演著非常重要的角色，能有效率地將空氣中的氧氣傳送到我們體內。另一方面，用嘴呼吸時，空氣是經由喉嚨進入肺部，但喉嚨並沒有以上的功能。

因此**只要鼻子正常，人類百分之百都會用鼻子呼吸**。唯有當鼻子塞住，產生阻力，導致空氣不容易流通時，人才會張開嘴巴呼吸。

平常就習慣用嘴呼吸的人通常都沒有「鼻子塞住了」、「無法用鼻子呼吸，好難過」的自覺。可是用嘴呼吸時，無法充分地吸收到氧氣，所以就算沒有自覺，身體也會叫苦連天。

5 「鼻塞」的四個原因

造成中長期睡眠呼吸障礙的「鼻塞」，會產生以下的疾病：

1. 鼻炎（花粉症等過敏性鼻炎及非過敏性鼻炎等等）
2. 鼻竇炎（副鼻腔蓄膿症）
3. 腺樣體肥大
4. 鼻中隔彎曲

以下就帶大家認識這些疾病。

原因❶ 鼻炎

花粉症患者可能全年都有「隱性鼻塞」

鼻塞主要是**因為鼻炎使得鼻腔黏膜容易腫脹**。從臉的正面看過來，鼻孔小到「只能勉強插進手指」，但裡面其實有縱橫好幾公分的寬敞「房間」。這個房間的「牆壁」——也就是鼻黏膜一旦腫脹，**房間就會變小，導致空氣不容易流通**，就成了「鼻塞」。

鼻黏膜中布滿血管，呈海綿狀，**血液很容易滯留**，因此本來就很容易腫脹。如果因為發炎變得更容易紅腫，就更容易引起鼻塞。

除了感冒時感染到病毒或季節性的花粉症所引起的**急性鼻炎**，還有由灰塵或塵蟎等導致一年四季都會發生的**過敏性鼻炎**及與過敏無關的「非過敏性鼻炎」等**慢性**

鼻炎。

■容易被忽略的慢性鼻炎

慢性鼻炎引起的鼻塞特徵是很容易受到忽略，沒有及時處理。

慢性鼻炎通常都是**慢慢惡化**的，因此不會突然覺得鼻子不通，而是慢慢地塞住。鼻子一旦塞住，就會不知不覺地用嘴巴幫忙呼吸，因此**大腦也會不知不覺地以為「鼻子塞住是很正常的狀態」**，即使無法完全用鼻子呼吸，也不會注意到異狀。

此外，鼻炎時的黏膜還有另一個特徵，那就是腫脹的方法及腫脹的情況會不時發生變化。有時候只有右側的鼻子塞住，有時候是左側塞住的狀況很常見，有時候則是鼻塞的情況每隔幾小時反覆出現，一下子塞住，一下子又通了。再者，一般的慢性鼻炎由於白天的症狀比較輕微，因此很多人只有晚上睡覺時才會鼻塞。這也是患者注意不到鼻塞的原因。

■「隱性鼻塞」的原理

黏膜腫脹為何會產生這樣的變化呢？

鼻黏膜為富含血管叢的海綿體，能貯存大量血液的「容量血管」（靜脈）是其特徵。容量血管具有對交感神經及神經傳導物質產生反應，像海綿一樣膨脹收縮，控制黏膜的厚度以**調整通氣量**的作用。所以當血液淤積在容量血管中，導致黏膜腫脹，就會「鼻塞」。

鼻子的黏膜原本就有每隔幾小時左右輪流腫大的生理現象，稱為「**鼻週期**」，是由容量血管的伸縮性左右移動所引起的現象，因此可以想成是左右兩側的鼻子輪流休息。這就是為什麼鼻炎時會出現「**只有左邊或右邊的鼻子塞住**」的現象。

另一方面，白天交感神經比較活絡時，正腎上腺素會讓容量血管收縮，到了交感神經趨緩的夜間，容量血管會變得比較鬆弛，血液就容易淤積。換句話說，**鼻子原本就具有「白天較暢通，就寢時比較容易變得不暢通」的構造**。

如果沒有鼻炎的問題，通氣性的變化自然沒有問題，但黏膜一旦發炎，黏膜的腫脹變化就會變得非常劇烈，空氣不流通的程度可能會差到連就寢時都無法忽略。這也是造成只有夜裡鼻塞的「隱性鼻塞」的原理。患有隱性鼻塞的人由於黏膜在白天不太會腫脹，因此不少人即使去看耳鼻喉科也沒有發現。

■即使不是花粉症好發的季節，也要小心

提到引起鼻塞的毛病，大家最先想到的還是**花粉症**吧。

花粉症是由杉樹、檜木、鴨茅、貓尾草、豬草、白樺等花粉形成抗原的過敏性鼻炎。尤其是對杉樹及檜木的花粉過敏的人特別多，每年到了花粉飛散的時期，經常可以聽到抱怨頭昏腦脹、感覺疲勞、無法專心工作、想睡覺等聲音。

花粉症又稱「**季節性過敏性鼻炎**」。顧名思義，每到形成抗原的花粉飛散的季節，症狀就愈明顯。除此之外，也有由壁蝨或塵蟎、動物毛屑等形成抗原的「**經年**

性過敏性鼻炎」。

如果有花粉症，我想大部分人應該都覺得「只要撐過花粉季就好了」。但也不能因為別的季節比較不會打噴嚏或流鼻水就掉以輕心。因為有季節性過敏的人，通常黏膜都有慢性的發炎症狀。

當然也有人是「只有花粉症季節才會鼻子發炎」。但我看過許多患者後，察覺到一件事，那就是「大部分人明明有輕微的症狀，但是都沒有發現，結果一整年都有夜間隱性鼻塞的問題」。

很難區分是暫時性的鼻炎還是慢性的鼻炎，但是「每年到了花粉症季節，症狀就會變得很嚴重，花粉季一過就好了」這種週而復始的情況下，導致慢性鼻炎逐漸惡化的人也不少。千萬不要過於自信，「現在不是花粉症的季節，所以不要緊」，必須考慮到因鼻炎產生睡眠障礙，並且逐漸惡化的可能性。

此外，症狀明明跟過敏性鼻炎一模一樣，卻檢查不出過敏的抗原，這種情況便是所謂的「**非過敏性鼻炎**」。只不過，對鼻炎的研究原本就是從由花粉症引起的過敏性鼻炎進化而來。在這個前提下，雖然能將無法找出特定過敏原的鼻炎定義為「非過敏性」，再進行各式各樣的分類，但是從症狀來看，其實很難明確區分過敏性鼻炎與非過敏性鼻炎。

因此，從黏膜變化造成鼻塞這點來看，不妨視為一樣的鼻炎。

原因❷ 由慢性鼻炎引起的二次發炎？鼻竇炎（副鼻腔蓄膿症）

前面簡單地說明了鼻子的構造，再複習一下，「鼻竇」是位於鼻腔（通道）外壁小孔對面的空洞（洞窟），小孔稱為「竇口」。空氣在鼻子裡通過竇口流進鼻竇，在鼻竇內製造的分泌物則從竇口排出鼻腔。

鼻竇炎是指鼻竇發炎的狀態，又分成「慢性鼻竇炎」與「急性鼻竇炎」。一般稱膿蓄積在鼻竇的症狀為「**蓄膿症**」。

造成慢性鼻竇炎的原因，沒有統一的見解。有人說是由急性鼻竇炎轉變的，也有人說是因為牙齦發炎，但以上原因皆無法說明大部分的慢性鼻竇炎。

我的著眼點在於**大部分的患者都說鼻塞是他們最不舒服的症狀**。如同前面說明的那樣，可能會導致用嘴呼吸的鼻塞，是因為鼻腔黏膜發炎腫脹，縮小空氣流通的通道所引起。鼻竇炎則是因為覆蓋在鼻腔（通道）外壁的空洞（洞窟）表面的黏膜發炎引起，因此除非是瘜肉害鼻腔變窄，否則**光是鼻竇炎不太可能引起鼻塞**。

有鑑於此，我懷疑大部分的慢性鼻竇炎可能是鼻炎引起的二次發炎。

實際上，大部分慢性鼻竇炎患者經由CT（電腦斷層掃描）仔細檢查後，發現很多人不只鼻竇異常，還有鼻腔黏膜變厚、竇口變窄。另外，也有很多患者自述**睡著時會打呼或用嘴巴呼吸**、**早上起床會口渴**等讓人懷疑有「隱性鼻塞」的症狀。

根據這些臨床上的觀察，我認為大部分的慢性鼻竇炎，可能都是「因為鼻炎導致鼻腔黏膜慢性腫大，竇口變窄，妨礙空氣進入鼻竇的結果所引起的症狀」。如果是這樣，當因鼻塞來看診的患者有慢性鼻竇炎時，就不能只聚焦於慢性鼻竇炎，也必須針對造成這一切的鼻炎對症下藥。

原因 ❸ 小孩子常見的鼻塞 腺樣體肥大

如果是小孩子，鼻塞可能是因為「腺樣體肥大」。腺樣體指的是鼻子後面的扁桃體，具有捕捉從鼻子或嘴巴入侵的細菌及病毒的功能。腺樣體通常在三**到五歲**左右最大，接下來會慢慢縮小。**當腺樣體肥大到妨礙用鼻子呼吸的狀態**，就稱為「腺樣體肥大」。因為很難用鼻子呼吸，不得不張嘴呼吸，造成睡眠呼吸障礙，進而出現「無法熟睡」、「注意力不集中」等睡眠障礙的症狀。

原因❹

可能併發慢性鼻炎
鼻中隔彎曲

把鼻腔分成左右兩邊，位於鼻子中間的壁稱為「鼻中隔」。鼻中隔很少不偏不倚地位於鼻子正中央，**通常會稍微往左邊或往右邊彎曲**。

鼻中隔彎曲通常不會造成什麼太大問題，但隨著彎曲的程度或位置可能會降低鼻子其中一邊的透氣性，造成鼻塞。過去都認為鼻中隔彎曲是造成鼻塞的主要原因之一，但我認為只有鼻中隔彎曲，**應該不至於鼻塞到要改用嘴巴呼吸的程度**。

遇到因為鼻中隔彎曲導致必須改用嘴巴呼吸的鼻塞患者時，必須設想原本就有慢性鼻炎的毛病。當治療的目的是改善鼻塞時，或許也必須正視慢性鼻塞的問題。

睡眠品質不好的訊號 ❷

打呼

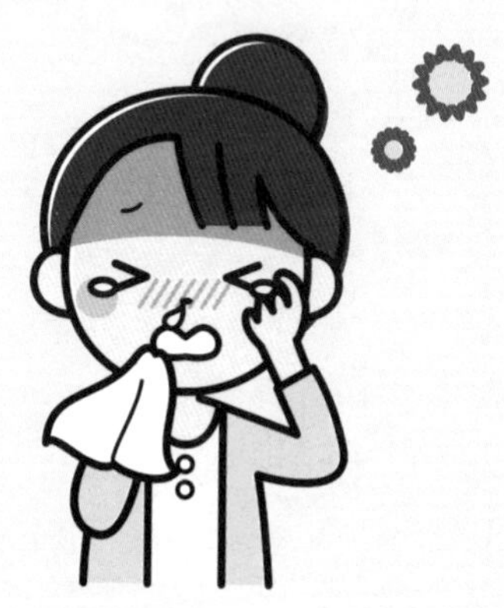

1

打呼是「隱性鼻塞」的代表症狀

在上一章說明了用嘴呼吸的危險性和導致用嘴呼吸的鼻子問題。

「**打呼**」是疑似在睡眠中用嘴呼吸的重要徵兆。

大多數人很難判斷自己睡覺時有沒有打呼，大概都是聽家人等同居人告知才知道。即使沒有每晚打呼，應該也有不少人是「喝醉會打呼」或「昨天你難得打呼了」這類偶爾才打呼的類型。

打呼絕對不是什麼新鮮事，但大家幾乎都不知道，**打呼主要是因為鼻炎所引起**

的睡眠中鼻塞，而鼻塞會引起第一章提到的「睡眠呼吸中止症」的前驅狀態，亦即睡眠呼吸障礙。

話說回來，除非鼻子不通，否則人類一定是用鼻子呼吸。

儘管人也可以用嘴呼吸，但用鼻子呼吸和用嘴巴呼吸兩者比較起來，已知張嘴呼吸的狀態，**從脖子到上呼吸道的壓力（上呼吸道壓力）將增加到二．五倍**❷。呼吸道的壓力愈大，意味著**愈難呼吸**。

呼吸與維持生命息息相關，所以用較困難的方式呼吸可以說是非常不自然的現象。可以說**人類正常時百分之百都是用鼻子呼吸的生物，不會張開嘴巴來呼吸**。

2 什麼是「睡眠呼吸中止症」？

然而，當鼻腔黏膜在睡眠中腫脹，空氣不容易通過，覺得喘不過氣來，因此會開始用嘴呼吸。張開嘴巴時，舌頭會往內縮，放鬆喉嚨的肌肉，導致喉嚨變得狹窄。**當空氣通過變狹窄的喉嚨，喉嚨組織就會震動，發出聲音，這種聲音就稱為「打呼」**（參照第52頁圖1-2）。當狀態繼續惡化，就成了睡眠呼吸中止症。

已知睡眠呼吸中止症的自覺症狀，是明明確實有充足的睡眠時間，醒來時卻還是覺得很累，或白天睏得不得了。

圖 3-1　睡眠呼吸中止症原理

睡眠中舌根下沉，堵住上呼吸道。

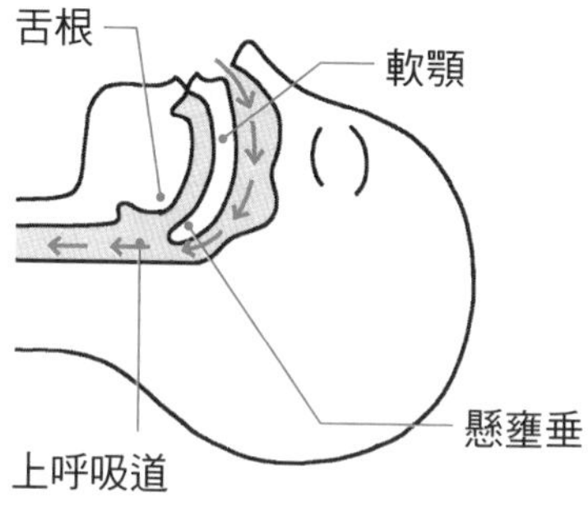

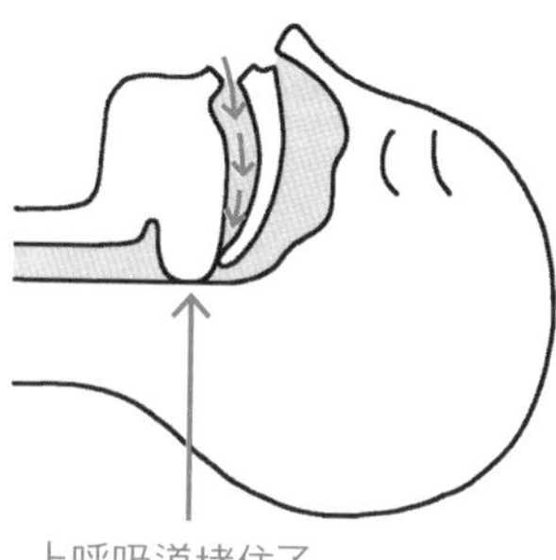

睡眠呼吸中止症是睡眠障礙的一種，「呼吸中止」是指停止呼吸的狀態長達十秒以上，以睡眠中不只一次地打呼或呼吸中止為主要症狀。如果是一個人生活，或是與家人同住但分房睡的情況，由於不知道自己睡眠中的樣子，大概沒幾個人知道自己會不會打呼或有沒有睡眠呼吸中止症。如果各位也有「**睡著時打呼很大聲，偶爾還會停止呼吸**」的家人，就必須考慮他是不是患有睡眠呼吸中止症的可能。

3 每四名男性就有一人有睡眠呼吸中止症

呼吸一旦中止，就會喘不過氣來，所以即使自己還沒發現，**大腦已經醒來了**。如果一整晚反反覆覆地處於這種狀態，想也知道會非常淺眠，身心都無法得到需要的休息。如果一直處於睡眠中氧氣無法輸送到全身的狀態，長期下來會很傷身體。

根據以日本居民為對象進行的調查，二四％（約每四人就有一人）的男性都有中度到高度的睡眠呼吸中止症，停經前的女性為一．五％、停經後的女性為十％。除此之外，四十到五十歲的男性占了一半以上❸。因此，**睡眠呼吸中止症可以說是**

正值壯年的工作人士常見的疾病。

從前面說明也可以看出，打呼和睡眠呼吸中止症原本是相同的疾病。過去都把打呼和睡眠呼吸中止症視為兩種不同問題，但根據發表於二〇一〇年前後的多篇論文，都明確指出**打呼其實是即將罹患睡眠呼吸中止症的狀態**❹。

當然，打呼會不會惡化成「睡眠呼吸中止症」的狀態是因人而異。但打呼者睡眠品質普遍不佳，因此對身心造成負擔是不容置疑的事實。

根據我的經驗，大部分有睡眠呼吸障礙的患者通常都有疑似慢性鼻炎的症狀。因此我認為「**因為鼻塞導致用嘴巴呼吸，舌根下沉，進而引起打呼或睡眠呼吸中止症**」。

說話回來，只要能用鼻子呼吸，喉嚨就會被緊繃的肌肉拉開。因此我懷疑每四位男性就有一人有睡眠呼吸中止症，患病率這麼高的現實背後的最大原因，或許就是「隱性鼻塞」也說不定。

睡眠障礙有許多成因，但如果感覺沒有熟睡、半夜醒來、睡再久也消除不了疲勞的自覺症狀，或是有打呼或呼吸中止的情況，可能就需要懷疑自己是不是有鼻炎，導致鼻塞而引起睡眠呼吸障礙。

另外，即使是白天沒什麼自覺症狀的人，只要會打呼，很可能就有睡眠呼吸障礙，千萬不要掉以輕心。

4

睡眠障礙與肥胖的關係

據說肥胖的人比較容易打呼或罹患睡眠呼吸中止症。**這是因為肥胖的人仰躺時，喉嚨更容易變窄**，當睡眠中改用嘴呼吸、舌頭下沉、喉嚨放鬆，就很容易堵住喉嚨。

事實上，鼻塞的程度與睡眠中呼吸障礙的嚴重程度沒有太直接的關係，並不是「鼻塞愈嚴重，睡眠呼吸障礙也愈嚴重」。睡眠呼吸障礙的程度與鼻塞的程度無關，而是和「**喉嚨是否容易變窄**」有關。

也就是說，肥胖固然是導致睡眠呼吸障礙惡化的主要原因，但光是肥胖並不會罹患睡眠呼吸中止症，頂多只能認為「因為鼻塞改用嘴巴呼吸」是打呼和睡眠呼吸中止症的原因之一。

遭家人指出「你打呼好大聲」、「你睡著的時候會停止呼吸，我好擔心」，因此懷疑自己是不是有睡眠呼吸中止症的人，最好去醫院檢查一下。

我想這時的煩惱多半都是「不知道該看哪一科」。懷疑自己有睡眠呼吸中止症的人多半都有「感覺沒熟睡」、「夜裡醒來好幾次」的自覺症狀，因此通常會去看內科或是有睡眠門診的醫院看診。

不管有沒有被診斷出睡眠呼吸中止症，問題還在後頭。要是完全不知道睡眠呼吸中止症與鼻炎的關係，就算建議各位去看耳鼻喉科，應該也不會去吧。

5 只要改善鼻塞就能擺脫CPAP嗎？

「CPAP（持續性呼吸道正壓呼吸器）療法」是目前已知治療睡眠呼吸中止症的方法。這是一種用矽膠製的面罩罩住口鼻（或者是只有鼻子），經由呼吸管送入調整過氣壓的空氣以擴張呼吸道的方法，治療時，患者必須戴著專用的儀器入睡。

CPAP並不是用來治療睡眠呼吸障礙的方法，而是**藉由送入空氣來改善因為喉嚨狹窄而變得呼吸困難的狀況**，基本上必須一直使用。就連出差或旅行的時候也

圖 3-2　**CPAP療法基本概念**

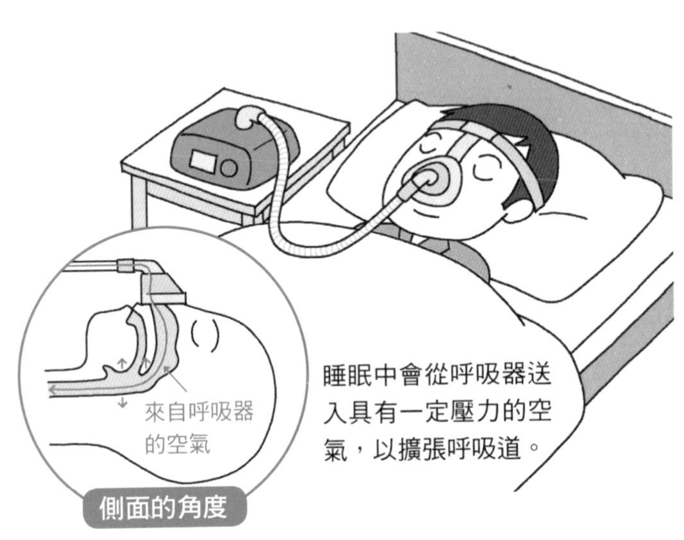

得帶著呼吸器，因此CPAP療法很容易加重患者的負擔。

另一方面，倘若能改善睡眠呼吸障礙的原因之一，也就是鼻炎，**讓患者在睡眠中保持用鼻子呼吸的狀態**，可能就不需要一直使用呼吸器。需要CPAP呼吸器的人通常懸壅垂長而下垂，周圍的黏膜比較厚，喉嚨比較窄，可以想成是每次呼吸時，慢性的用嘴呼吸造成喉嚨的負壓（吸入物體的力量）把懸壅垂吸入呼吸道的結果。因此只要讓患者用鼻子呼吸時，喉嚨打開，不產生負壓，或許就能改善喉嚨黏膜變厚的狀況。

6

偶爾才打呼的人，又是什麼原因呢

也有很多人不是每晚都會打呼，而是「偶爾才打呼」，其中也有些人是「喝酒那天晚上才會打呼」，因為**酒精具有引起鼻黏膜腫脹的作用**。

基本上，鼻炎患者黏膜的腫脹變化很大，喝酒時，鼻塞的症狀會比沒喝酒的日子嚴重。反過來說，「喝酒那天晚上才會打呼」的人原本就有鼻炎，所以很容易用嘴呼吸。

每週一次或者是每個月一次「偶爾打呼」的人，通常與鼻炎這種疾病的「**變動**

性」特徵有很大的關係。

鼻炎患者鼻黏膜的腫脹程度隨時都在變動，如果是偶爾才打呼的人可以想成是只有那個時候才達到「鼻塞到會打呼的程度」。因此即使是「偶爾才打呼」的人也要懷疑自己是不是鼻塞，如有需要則建議接受治療。

7 鼻塞的高峰期是在睡眠之中

事實上，鼻黏膜的變動性就連在醫界也不太受到重視。關於鼻黏膜的變動性，最近才有幾篇論文，但是從這些論文可以慢慢得知，即使是有鼻炎的人，白天時黏膜也比較不會腫脹，最腫的時段是睡覺的時候。

或許大家會覺得很意外，明明鼻炎是身邊許多人都困擾的疾病，但**鼻炎的特徵偏偏很難診斷出來**。這是因為白天幾乎看不到腫脹。

去醫院檢查鼻炎時，通常會檢查鼻子左右兩邊的通氣度。測量用鼻子呼吸時氣流的速度與鼻腔前後的氣壓差異，計算出鼻阻力，客觀地衡量「鼻塞的程度」。

然而如同我一再說明的，白天是鼻黏膜最不容易腫脹的時段。但是去醫院檢查的時間又多是白天，所以當場判斷鼻炎的程度往往會失準。

鼻炎的特徵之一，就是**症狀愈嚴重，黏膜的腫脹程度變動愈大**。所以為了判斷鼻子發炎的程度，最好的方式是檢查患者睡眠中的狀態。可惜現在還沒有一個簡單又確實的方法，讓我們能在醫院裡檢查每個人睡眠中的鼻阻力，因此這種檢查目前只用於研究上。

目前耳鼻喉科實際做的診察，一般是用放大鏡觀察黏膜的狀態。各位去看耳鼻喉科時，或許也有醫生稍微擴張你的鼻孔，觀察裡面狀態的經驗。

經由放大鏡檢查鼻中隔及其下方突起之間的部分。只要這個部分是打開的，醫生通常就會做出「沒有鼻塞」的判斷。問題是即使患者是因鼻塞而來到醫院檢查，

圖 3-3　**下鼻道腫脹是有鼻炎的證明**

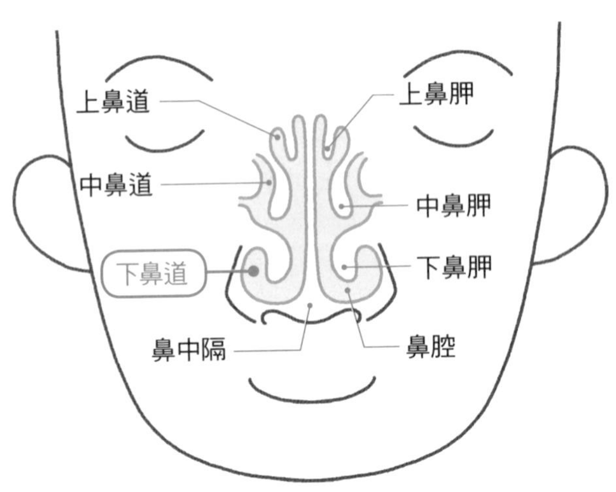

我觀察他們的鼻腔狀態，發現打開的病例還是多於沒打開的。如同我再三指出，白天是鼻黏膜最不腫脹的時段，因此在用放大鏡檢查的範圍內，**即使是深受鼻塞所苦的人，看不出鼻塞的案例也不少**。

然而，即使是白天，只要觀察鼻子裡的「某個部位」，就能判斷有沒有鼻炎，這個部位就是「**下鼻道**」，用放大鏡看不到，必須用內視鏡確認。

在我們診所用內視鏡檢查後，發現因為「深受鼻塞所苦」而來看診的患者，幾乎百分之百都能看到**下鼻道腫大**的狀況。另外，最近也有人發表「抑制下鼻道腫大就能有效改善鼻炎」的論文❻。

結合這篇論文與在本院進行的檢查及問診、治療患者的過程來思考，我認為「**下鼻道腫大**」足以證明患者有在睡眠中引起「隱性鼻塞」的鼻炎。

為下鼻道腫脹的患者拍攝ＣＴ，發現鼻中隔黏膜也腫脹變厚。藉此可以判斷出慢性鼻炎的患者，由於整個鼻腔黏膜都腫脹變厚，導致鼻腔變得狹窄，再加上變動劇烈的黏膜腫脹，不得不用嘴呼吸。

要是懷疑自己可能有鼻炎，最好去設備齊全，且願意仔細檢查上述重點項目後才做出診斷的醫院看診。

8

七成鼻塞患者的睡眠品質都很差

關於鼻塞與睡眠呼吸障礙的關係，前面以理論為主進行了說明，以下我想與各位分享來本院就診的患者數據。

下頁圖 3-4 是以二〇一九年一整年來本院就診的三〇二三名成人、四五八名兒童為對象，統計他們初診時反應的各種睡眠障礙。

以成人的「淺眠」睡眠障礙為例，回答「經常」的人占三三%，回答「偶爾」的人占了四一%。

至於「打呼」一項，回答「經常」的人占三六％，回答「偶爾」的人占二八％，回答「不知道」的人占二一％。

至於「睡眠呼吸中止」一項，回答「經常」的人占一〇％，回答「偶爾」的人占一三％，回答「不知道」的人則占了四五％。另外，睡眠呼吸中止症本來就必須在有檢查設備的醫院住一晚才能判斷，因此本院的問診頂多只能問患者是否曾發生「枕邊人說自己睡著時會停止呼吸」，才產生「自己有睡眠呼吸中止症」的自覺。

但兒童通常無法靠自己發現是否「淺眠」，因此問診時是請家長回答「**早上起床的難易程度**」、「**白天想睡的程度**」等問題。

針對「打呼」一項，回答「經常」的人占二四％，回答「偶爾」的人占四九％。針對「早上起不來」回答「經常」的人占三八％，回答「偶爾」的人占三九％。對「白天很睏」一項，回答「經常」的人占二五％，回答「偶爾」的人占四七％。對「睡眠呼吸中止」回答「經常」的人占三％，回答「偶爾」的人占一八％。順帶一

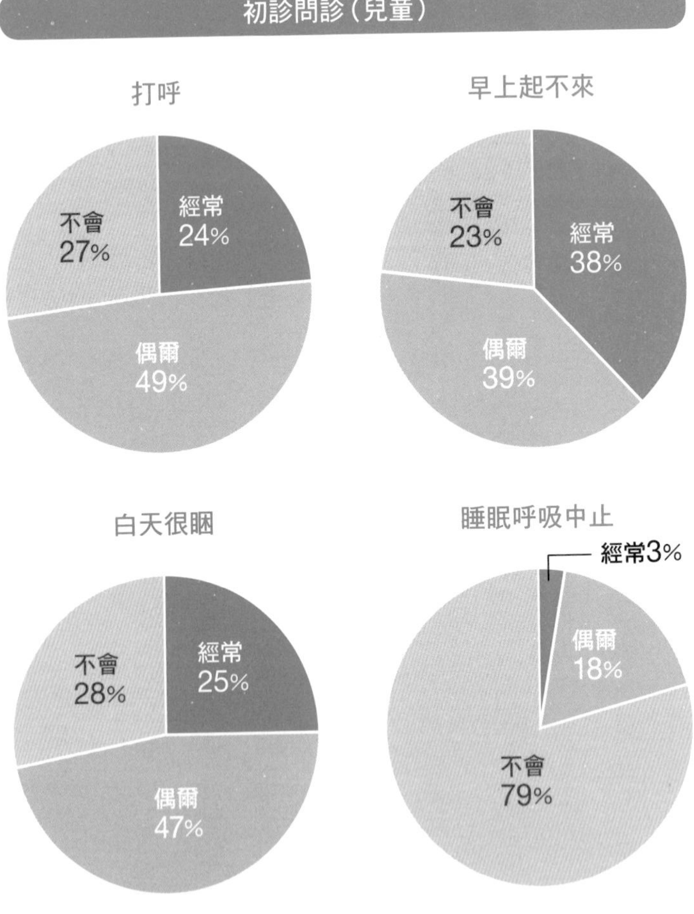

＊ 期間：2019年1月～2019年12月／對象：458人

圖 3-4　鼻塞患者約七成都有睡眠障礙

初診問診（成人）

因為鼻塞而淺眠

經常 33%
偶爾 41%
不會 26%

打呼

經常 36%
偶爾 28%
不會 15%
不知道 21%

睡眠呼吸中止

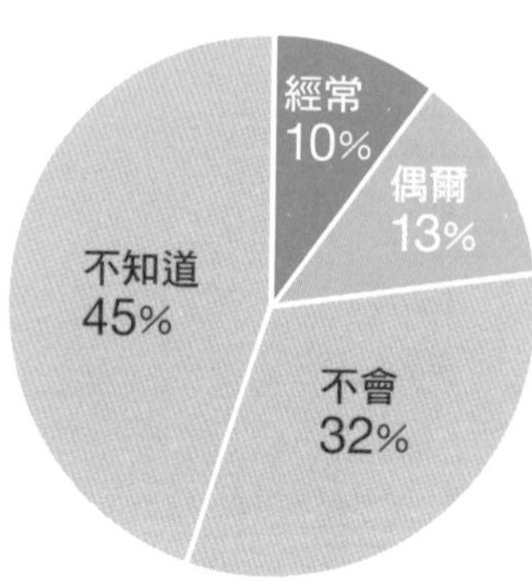

＊ 期間：2019年1月～2019年12月／對象：3023人

提，這也是請家長代替孩子回答「孩子睡著時是否會停止呼吸」。

從以上數字可以看出，七四％的成人患者都有淺眠的自覺，七七％的兒童患者早上都起不來，而且七二％的兒童患者白天都很睏。也就是說，根據這些數據可以斷言，因為鼻塞或用嘴呼吸來看診的患者，**大約七成都有睡眠障礙**。

不過事實上，很難判斷這些數據是否正確地顯示出患者睡眠障礙的真實狀態。

之所以這麼說，是因為本院是「專門對有鼻塞困擾的人動手術的醫院」，前來的患者不是已經有「為鼻塞所苦」的自覺症狀，就是家長帶來看診時說「孩子好像有鼻塞困擾」的個案，無論是本人或孩子幾乎都沒有意識到鼻塞與「睡眠品質」的關聯。

有些患者初診時並不覺得睡眠有什麼問題，或者「不確定會不會打呼」、「沒有一起睡，所以不清楚孩子會不會打呼」，但是對鼻炎進行治療後，收到「白天不愛睏了」、「不再打瞌睡了」、「早上能神清氣爽地起床」、「不容易累」的反饋變多了，出現「鼻塞時睡眠品質似乎比較不好」聲音的案例也不少。

因此我認為因鼻塞導致睡眠障礙的人，應該比上述初診時的問診數據顯示的數字更多。

9 治療鼻塞後，八成患者獲得了改善

那麼隨著鼻塞改善，有多少個案的睡眠障礙消失了呢？

本院的專門領域是鼻科手術治療，會先進行保守治療（手術以外的治療），萬一沒有改善才動手術。

根據序章提到過的「鼻結膜炎生活品質調查問卷」的調查結果（請參考第30～31頁圖0-1）來分析手術治療的對象，假設把鼻塞分成〇級到六級七個階段，其中回答「二級」以上的患者，也就是手術前不覺得有睡眠障礙的人（睡眠障礙的程度為「〇級」或「一級」）占三七％，覺得有睡眠障礙的人（睡眠障礙程度為「二級」以上）占六三％。

再看其中覺得有睡眠障礙的患者，手術後睡眠障礙的程度改善至「〇級」或「一級」的人高達八一％。

換句話說，**由鼻塞造成的睡眠障礙，通過鼻科手術治療，大約有八成的病例都不再有睡眠障礙的問題**。

如同我一再強調的，即使現代人愈來愈在乎睡眠品質，也幾乎不知道鼻塞會導致睡眠品質惡化，這點非常重要，希望能有更多人知道。

10

慢性疲勞、起床時口渴、缺乏注意力……潛伏在日常的危險訊號

請各位也利用本書一開始介紹的檢查清單（請參考第20～21頁），來確認自己有沒有因鼻塞引起的睡眠呼吸障礙。

請先檢查自己會不會打呼。或許很難靠自己判斷，但最近也出現了可以在睡眠中錄下打呼聲音的手機APP，因此也可以拿來善用。

如果不確定自己會不會打呼，還有幾個檢查重點，可以觀察自己是否有由鼻塞引起的睡眠呼吸障礙。

比較容易察覺的是**慢性疲勞感**。倘若有睡眠呼吸障礙，身心無法得到充分的休息，因此早上起不來、早上起床時覺得很累的案例在所多有。**白天經常覺得睏的人、稍微動一下就累得要死的人、工作或學習時無法持續集中注意力的人、沒效率的人**等等，最好都思考一下「隱性鼻塞」的可能性。

除此之外，比較常見的還有**早上起床時感覺口渴**的案例。起床時總是覺得口乾舌燥的人，很可能因為睡眠中都用嘴呼吸。

還有**白天就會用嘴呼吸**的人，即使不覺得這樣有什麼問題，最好也懷疑自己有沒有鼻塞的毛病。如果可以請家人觀察自己睡眠中的樣子，不妨請家人查看自己是否張開嘴巴睡覺。

會氣喘或容易得支氣管炎的人，最好也檢查自己是否有鼻炎。或許大家都習慣把鼻子和支氣管分開來思考，但鼻炎和支氣管炎都是「呼吸道黏膜過敏」所引起。因此很多人同時有鼻炎和支氣管炎的毛病。

如果是小朋友，請家長幫忙檢查孩子**會不會打呼、睡著時嘴巴有沒有張開**。不僅如此，如果有**賴床**等早上起不來的狀況，或**上了小學還繼續尿床**的狀況，應該都要思考一下罹患「睡眠呼吸障礙」的可能性。另外，「**缺乏表情**、**容易生氣**、**靜不下來**」等問題，也有不少案例是因為鼻塞而導致的睡眠呼吸障礙。關於兒童的鼻塞問題，將在第七章詳細介紹。

但願會打呼或有睡眠中呼吸中止症的人、透過檢查清單懷疑自己「可能有隱性鼻塞」的人，都能因此開始研究改善鼻塞的方法。

下一章將為各位隆重介紹「改善鼻塞、提升睡眠品質」的具體方法。

改善鼻塞、提升睡眠品質的方法❶

鼻炎藥治療

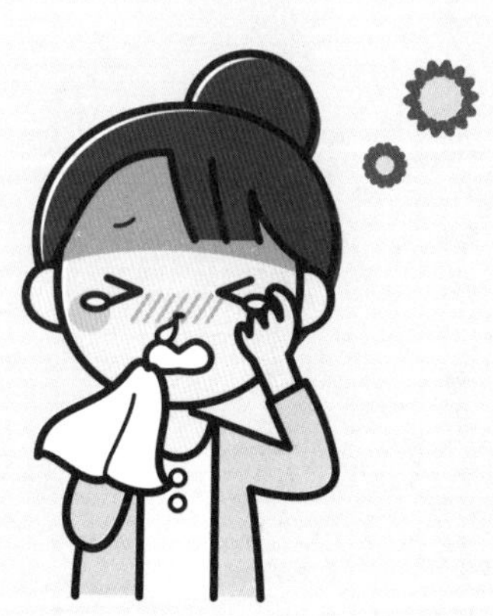

1 事實上，鼻炎無法完全根治

各位讀者中，大概也有很多因為花粉症導致嚴重鼻塞，因此必須去看耳鼻喉科的人吧。

只不過，我想應該也有不少人去醫院接受一般的藥物治療後，沒有顯著效果，症狀並未獲得改善。「用了醫院開的藥是有好一點，但是並沒有完全好轉」的案例想必也不在少數。

首先，希望各位了解一點，**鼻炎基本上無法完全治好**。

或許有很多人會因此大失所望，但是現代的醫療確實無法根治氣喘或鼻炎等慢性的黏膜發炎。近年來，能有效減輕負擔的新型態手術治療也十分普及，但即使動了最先進的手術，也無法完全消除鼻炎。

因此，假如各位或各位的家人接下來要開始接受鼻炎的治療，應以「**將鼻炎的症狀抑制在可以控制的程度，以減輕睡眠中鼻塞，改善睡眠品質，提升工作表現**」為目標。

那麼，為了減輕鼻炎症狀、改善睡眠品質，有哪些具體的治療方法呢？第四章到第六章將依序一一說明。

2

各種鼻炎藥的特性與效果

當打噴嚏、流鼻水、鼻塞等鼻炎症狀很嚴重的時候，人們通常會一天到晚跑耳鼻喉科。各位當中，或許也有人曾遵循醫囑使用過「吸入器」等將幫助黏膜收縮的藥弄成噴霧狀以便吸收的機器。用吸入器吸入藥劑時，可以讓黏膜暫時消腫，但效果只能持續幾個小時，考慮到患者每天都要上醫院報到的生活負擔，或許是一種弊大於利的療法。

近年來，根據我的印象，去耳鼻喉科看打噴嚏、流鼻水、鼻塞等鼻炎的症狀時，醫生開的多半是抗過敏藥、類固醇等口服藥或鼻噴劑。

以下分別整理一下這些藥針對哪些症狀有效，或是對哪些症狀無效吧。

療法❶ 肥大細胞穩定劑

肥大細胞穩定劑（Mast Cell Stabilizer）是用來對付**過敏性鼻炎**的藥，分成口服藥和鼻噴劑。

除了杉樹、檜木、豬草、鴨茅等花粉之外，對壁蝨或塵蟎過敏的人一接觸到抗原，鼻腔黏膜內的細胞幾分鐘內就會釋放出神經傳導物質，這些神經傳導物質會讓人打噴嚏、流鼻水。肥大細胞穩定劑具有抑制神經傳導物質釋放的效果，**但不會立即見效**。以花粉症等季節性過敏為例，如果從進入花粉季前就持續預防性地使用，應能期待獲得還不錯的效果，如果等到出現症狀才開始用就沒有效了。

肥大細胞穩定劑雖然能抑制打噴嚏、流鼻水的症狀，**可惜對會造成睡眠呼吸障礙的鼻塞並沒有效果**。

療法2 抗組織胺

抗組織胺（Antihistamine）是從很久以前就開始用於治療**過敏性鼻炎**的藥，也分成口服藥與鼻噴劑。具有抑制主要的神經傳導物質——組織胺的作用，能有效地抑制打噴嚏、流鼻水的症狀，而且**立刻就能見效**，口服藥一至兩小時就能看到效果，並能持續生效兩至四小時左右。

抗組織胺對過敏性鼻炎造成的打噴嚏、流鼻水有效，**但是對關鍵的「鼻塞」問題幾乎沒有效果**。

療法❸ 白三烯素受體拮抗劑

提到對鼻塞有效的藥，多半都會想到白三烯素受體拮抗劑（Leukotriene Receptor Antagonists）。

白三烯素是過敏性鼻炎的重要傳導物質之一，會對鼻腔黏膜的靜脈（容量血管）起作用，引起「充血」（也就是鼻塞）。

白三烯受體拮抗劑，顧名思義會對白三烯的受體起作用，抑制其對鼻腔黏膜的血管起作用，因此已知對鼻塞具有某種程度的抑制效果。只可惜效果還是有限，**無法期待治療非過敏性鼻炎的效果**。

療法 4 類固醇

類固醇（Glucocorticoid，腎上腺皮質激素）對鼻塞更有效。用於治療鼻炎的類固醇也有口服藥與鼻噴劑之分。

類固醇口服藥能減緩腫脹的鼻腔黏膜，因此對治療鼻塞非常有效。但類固醇口服藥會抑制成長和腎上腺的功能，**具有對全身造成影響的副作用，因此不建議持續使用**。

另一方面，跟口服藥相比，類固醇鼻噴劑的作用範圍比較有限，但同時也具有**全身副作用比較**低的優點。能有效地抑制許多導致過敏反應的神經傳導物質，不只打噴嚏、流鼻水、搔癢，也能改善最大的問題——也就是鼻塞。另外，對**非過敏性鼻炎**也有同樣的效果。已知類固醇鼻噴劑能有效改善因鼻塞引起的睡眠障礙，也就是白天的嗜睡。

類固醇鼻噴劑使用後到出現效果要花上六至十二小時，為了得到最大的效果，**最好連續使用一週以上**。用於花粉症等季節性過敏性鼻炎時，不管有沒有症狀，不妨持續使用一整季。再者，並沒有「如果不早點開始用就沒有效」這回事。所以可以等意識到鼻塞時，再視情況使用類固醇鼻噴劑。

類固醇分成口服藥及鼻噴劑、外用藥等琳琅滿目的種類，很容易被人混為一談，誤以為都是危險的藥物。但如同前面所說，口服藥具有可能影響全身的副作用，但**類固醇鼻噴劑只要正確使用，其實並沒有那麼可怕**。希望大家都能擁有正確的用藥觀念。

療法5 鼻內去充血劑

除此之外，鼻內去充血劑（Decongestant）也是對鼻炎很有效的藥物。

鼻內去充血劑能快速地讓充血的血管收縮消腫，因此不管是過敏性鼻炎還是非過敏性鼻炎，對鼻炎造成的鼻塞都能發揮優異的效果。但是**具有「使用兩週以上會發生反彈效應，鼻腔黏膜反而腫得更厲害」的副作用**，所以不適合長期使用於慢性鼻炎。

不過，它是很適合**短期使用**的特效藥，例如因為感冒導致鼻塞很嚴重時、花粉症特別嚴重導致鼻塞暫時惡化時，只是一定要小心別使用過度。

療法6 減敏療法

為了對付抗原為花粉或塵蟎的過敏性鼻炎，一點一點地施打過敏原，好讓身體習慣，不再發生過敏反應為目標的「**減敏療法**」（Allergen-Specific Immunotherapy, AIT），正逐漸受到重視和推廣。一般認為減敏療法對過敏性鼻炎很有效，但是要注意有花粉症等季節性過敏性鼻炎的患者，多半也都有慢性的鼻腔黏膜炎。

如果不只在花粉症季節，平常也有打噴嚏、流鼻水、鼻塞等自覺症狀，或沒發現睡覺時有「隱性鼻塞」的人，或許會因為使用減敏療法，不再出現花粉症的症狀，就以為鼻塞的問題解決了。

另外，減敏療法需要一點時間才會看到效果，一般**必須持續三年以上**。考慮到鼻塞引起的睡眠呼吸障礙可能每天都在侵蝕我們的身心，得花上那麼久的時間治療，可以說是減敏療法的缺點吧。

白三烯素受體拮抗劑	類固醇	鼻內去充血劑
口服藥	口服藥、鼻噴劑	鼻噴劑
已知對過敏引起的鼻塞有一定程度的效果。	以治療鼻炎的藥來說，具有高度的效果。不只對打噴嚏、流鼻水、搔癢有效，還能改善鼻塞。對非過敏性鼻炎也有同樣的效果。	不管是過敏性還是非過敏性鼻炎，對其造成的鼻塞非常有效。
效果有限。對非過敏性鼻炎造成的鼻塞無效。	口服藥具有大量且長期服用會抑制成長或腎上腺功能，對全身造成影響的副作用；鼻噴劑對全身的副作用比較少。	有連續使用兩週以上會發生反彈效應、鼻塞更嚴重的副作用，所以不適合長期使用於慢性鼻炎。
Onon（普侖司特水合物）、欣流（孟魯司特鈉）、KIPRES（孟魯司特鈉）	【口服藥】先麗敏（含氯菲安明縮蘋酸鹽．貝他每松等）、普力多寧錠（去氫羥化腎上腺皮質素）、特佳錠（的剎美剎松） 【鼻噴劑】Rhinocort Aqua（二丙酸倍氯米松）、服鼻良鼻用噴液懸浮劑（丙酸氟替卡松）、內舒拿水溶性鼻用噴液劑（糠酸莫米松水合物）、艾敏釋鼻用噴液懸浮劑（糠酸氟替卡松）、Erizas（地塞米松培酯）	Privina（鹽酸萘甲嚓唑啉）、Tramazoline「AFP」（鹽酸曲馬唑啉）、COR-TYZINE（含鹽酸四氫唑啉．去氫羥化腎上腺皮質素等）
無	【口服藥】無 【鼻噴劑】NAZAL α AR0.1%（二丙酸倍氯米松）、百保能鼻炎ATTACK JL（二丙酸倍氯米松）、AG Allercut® Exc（二丙酸倍氯米松）、CONTAC鼻炎噴霧劑（二丙酸倍氯米松）、furunaze鼻噴劑（丙酸氟替卡松）	NAZAL鼻炎噴霧（鹽酸萘甲嚓唑啉）、AG Eyes Allercut抗過敏眼藥水C（含鹽酸萘甲嚓唑啉．色甘酸鈉．氯菲安明縮蘋酸鹽等）、COR-TYZINE滴鼻液a（含鹽酸四氫唑啉．去氫羥化腎上腺皮質素等）、百保能點鼻藥（含鹽酸萘甲嚓唑啉．氯菲安明縮蘋酸鹽等）、新lulu點鼻藥（含鹽酸萘甲嚓唑啉．氯菲安明縮蘋酸鹽．鹽酸利度卡因等）、Alguard清爽型鼻炎噴霧a（含鹽酸四氫唑啉．氯菲安明縮蘋酸鹽等）、BENZA鼻炎噴劑（含鹽酸四氫唑啉．氯菲安明縮蘋酸鹽．利度卡因等）

圖 4-1　鼻炎治療藥的種類與特徵

類別	肥大細胞穩定劑	抗組織胺
形式	口服藥、鼻噴劑	口服藥、鼻噴劑
預期效果	能抑制過敏造成的打噴嚏、流鼻水。如果是花粉症等季節性的過敏，只要從進入花粉季前開始預防性地持續使用，就能得到相應的效果。	能有效抑制過敏造成的打噴嚏、流鼻水。且立即見效。
缺點	沒有速效性。對解決鼻塞無效。	對解決鼻塞無效。
主要處方藥※	【口服藥】咽達永樂（色甘酸鈉）、利喘平（曲尼司特）、PEMILASTON（培米洛司特鉀） 【鼻噴劑】咽達永樂（色甘酸鈉）	【口服藥】喘者定錠（可多替芬）、Azeptin（氮卓斯汀鹽酸鹽）、艾來錠（非索非那定鹽酸鹽）、ALESION（伊匹斯汀鹽酸鹽）、驅異樂膜衣錠（鹽酸左西替利嗪）、Allelock（鹽酸奧洛他定）、Claritin（氯雷他定）、得勝思（地氯雷他定）、Bilanoa（比拉斯汀）、RUPAFIN（富馬酸盧帕他定）、Dellegra（含非索非那定鹽酸鹽・鹽酸偽麻黃鹼等） 【鼻噴劑】喘者定錠（可多替芬）、立保斯定（鹽酸左卡巴斯汀）
主要市售藥※	【口服藥】ALEGYSAL鼻炎藥（培米洛司特鉀） 【鼻噴劑】與血管收縮劑配合的藥	【口服藥】Allergyle過敏藥（氯菲安明縮蘋酸鹽）、STONARHINI S（氯菲安明縮蘋酸鹽）、Alguard 鼻炎內服藥 Gold Z（含美奎塔令・鹽酸偽麻黃鹼・鹽酸甲基麻黃素等）、百保能鼻炎膠囊Sα（含縮蘋酸卡比諾沙明・鹽酸偽麻黃鹼等）、Aneton 過敏性鼻炎藥（含氯菲安明縮蘋酸鹽・鹽酸偽麻黃鹼・中藥材等）、Benza鼻炎藥α（含氯菲安明縮蘋酸鹽・鹽酸偽麻黃鹼等）、新CONTAC 600 PLUS（含氯菲安明縮蘋酸鹽・鹽酸偽麻黃鹼等）、百保能鼻炎膠囊Z（可多替芬）、Zaditen AL鼻炎膠囊（可多替芬）、ALESION®20（伊匹斯汀鹽酸鹽）、Allegra FX（非索非那定鹽酸鹽）、Claritin EX（氯雷他定） 【鼻噴劑】Zaditen AL鼻炎噴霧α（可多替芬）、與血管收縮劑配合的藥

※編注：本表列出皆為日本藥品。

3 透過訓練或貼布可以矯正「用嘴呼吸」嗎？

媒體經常提到用嘴呼吸對身體不好，也有書籍教人如何透過訓練治好用嘴呼吸的毛病，市面上也有讓人不要張開嘴巴的貼布，但是靠訓練或貼布真能矯正「用嘴呼吸」嗎？

我聽過有人「訓練後治好用嘴呼吸了」、「貼上貼布可以用鼻子呼吸了」，或許也有人想來嘗試這些方法。

先說結論，若鼻塞的症狀沒有改善，就算貼上貼布，也只會難以呼吸，感覺喘不過氣來；而且**既然無法用鼻子呼吸，再怎麼訓練也無法改掉用嘴呼吸**。

再說了，鼻子在進化的過程中成為「用來呼吸的器官」，因此集呼吸時用來將空氣吸入身體的各種功能於一身。另一方面，嘴巴沒有任何用來呼吸的功能。因此除非鼻子的通氣性有問題，否則沒道理不用鼻子呼吸而改用嘴巴呼吸。只要沒有鼻塞，就不會用嘴呼吸。

那麼，為何有人透過訓練矯正，或貼上貼布就可以治好用嘴呼吸呢？用嘴呼吸的人應該原本就有鼻塞的問題。倘若長期用嘴呼吸，即使治好鼻塞，可能也已經養成用嘴呼吸的習慣，或者是用於閉上嘴巴的肌肉已經鬆弛了。

若處於這種狀態，也有人是藉由訓練嘴巴周圍或嘴裡的肌肉，改善用嘴呼吸的狀況，改回用鼻子呼吸。

然而，這一切的前提都是「必須先治好鼻塞」。倘若鼻塞的症狀尚未改善，無法用鼻子呼吸，自然就無法閉上嘴巴。

第5章

改善鼻塞、提升睡眠品質的方法❷

在家裡也能「洗鼻子」

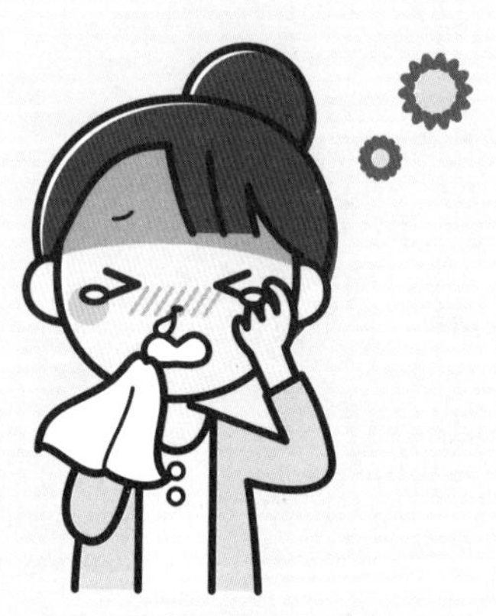

1 「洗鼻子」爲什麼有效？

如果有打噴嚏、流鼻水、鼻塞等鼻炎的症狀，或者是看了本書開頭的檢查清單（第20～21頁），認為自己可能有「隱性鼻塞」的人，請務必嘗試一下**洗鼻子**。

一聽到洗鼻子，大概也有人會怯步，「光是游泳時稍微進到一點水都快痛死了，居然還要洗鼻子……」。但水進入鼻子會感到疼痛，是因為人類的體液與進入鼻子的水滲透壓不同所致。洗鼻子的水只要跟人體的體液處於**相同的滲透壓**，鼻子就不會刺痛。

只要在水裡溶入食鹽，調成鹽分濃度〇．九%的食鹽水（生理食鹽水），就能讓滲透壓與體液相同。許多患者原本還會擔心：「真的沒問題嗎？」但實際嘗試後，不只不痛，或許還會覺得「洗完後神清氣爽，好舒服」。

洗鼻子之所以有效，只要回想鼻子的構造就能充分理解。

前面為各位說明過鼻子的構造，空氣中的花粉及灰塵、細菌等粒子幾乎都在鼻子的入口三分之一處就被捕捉。鼻黏膜再將捕捉到的粒子與黏液一起送到胃裡，使其變成無害的物質。

因此，只要用生理食鹽水沖洗「**鼻子的入口三分之一處**」，就能積極地除去產生鼻炎症狀的過敏原，**能有效減輕打噴嚏**、**流鼻水**、**鼻塞等過敏性鼻炎的症狀**。

各位讀者中想必也有許多人正為花粉症所苦吧，花粉症患者最應該做的就是**洗鼻子**。我自己也有花粉症，從以前開始，只要出現花粉症的症狀，我一定會開始洗鼻子。

當然，鼻炎的原因千奇百怪，也有人即使洗了鼻子，症狀也沒什麼改善。但是適當地洗鼻子，沒有任何壞處，當然也沒有副作用，所以我認為很值得一試。

過去認為不可以洗鼻子，現在也還是有耳鼻喉科醫生主張不可以洗鼻子，前來本院看診的患者也提到：「我告訴自己常去的耳鼻喉科醫生說我在洗鼻子，結果醫生警告我『別做這麼危險的事』。」

問題是，歐美國家早在十年前就發表過「用生理食鹽水洗鼻子能有效改善鼻黏膜和鼻竇黏膜的發炎狀況」的論文❼。那些論文都指出以一週為期，每天洗鼻子後的成果如下：

1. 能洗掉鼻水所沾附的過敏原等會引起發炎的物質
2. 能保溼黏膜

3. 能促進黏膜表面的絨毛機能等效果

近年來，我感覺「**洗鼻子對改善過敏性鼻炎及慢性鼻竇炎很有效**」的觀念，也開始在日本國內普及起來了。

2

洗鼻子不失敗的四個重點

如果想舒服地洗乾淨鼻子，必須掌握幾個重點。以下就為各位介紹不會失敗的洗鼻良方。

洗鼻子要使用可以加壓的容器，好將食鹽水送入鼻腔。我曾在電視節目上看過用市售的醬油瓶來洗鼻子的方法，但我還是**建議使用市售的洗鼻專用容器**。

本院推薦「Hana Clean S 洗鼻器」（https://hana-clean.com/）的原因，在於其適量的洗淨水一次就能用完，而且能調整沖洗時的水壓，但只要是能把鼻子洗乾淨的工具，使用其他廠商生產的產品也沒有任何問題。

重點1 調製鹽分濃度〇・九%的洗淨水（生理食鹽水）

首先要調製滲透壓與體液相同的洗淨水（生理食鹽水）。**請準備兩百毫升與體溫接近的三八到四十度之間的溫水，倒入比二分之一小匙再少一點（約兩公克）的食鹽**，仔細攪拌均勻。這麼一來，就完成了鹽分濃度〇・九%的食鹽水。要是濃度高或低於體液，會給鼻腔黏膜帶來微微的刺痛感。另外，洗淨水的溫度太高或太低都會對黏膜造成刺激，所以要小心。

如果沒自信計算出精準份量，或想省麻煩的人，也可以用Hana Clean S洗鼻器專用的洗淨劑。只要對準容器的刻度倒入溫水，再加入一包獨立包裝的洗淨劑溶解，洗淨水就大功告成了。

重點2 臉朝下，然後側著頭

請將洗淨水倒入容器裡，臉朝下放進去。同時要側著頭，洗右邊的鼻子時讓右耳朝上、洗左邊的鼻子時讓左耳朝上。這麼一來，就能防止洗淨液流進喉嚨裡或進入鼻竇。

重點3 輕輕地將容器裡的水送進鼻子裡

輕輕地將容器裡的水送進鼻子裡。將水送入鼻中的壓力不用太大，**只要能讓洗乾淨鼻子的水從同一側流出來即可**。

萬一從右側鼻子注入的洗淨水從左邊的鼻子流出來，或讓送入鼻中的洗淨水流進喉嚨裡，就表示壓力太大了。

重點 4 洗好後再小力地輪流擤鼻子

洗好後請小力地輪流擤鼻子。每次都要重新調製洗淨液，所以請控制在一次就能用完的份量。

另外，洗淨後不妨用溫水洗乾淨容器，充分晾乾。如果全家人都要洗鼻子，考慮到衛生的問題，**建議每個人都要準備屬於自己的洗鼻器**。

其實電視媒體也介紹過洗鼻子的作法，仔細解說「從右邊鼻子送入洗淨水的話，水從會左邊的鼻子流出來」、「朝鼻子送入洗淨水，再從嘴巴吐出來」、「洗的時候要發出『啊～』的聲音」。還有，購買洗鼻子的工具時，有的使用說明會寫著「從另一邊的鼻子排出洗淨液」、「要洗到上咽頭」等等。

但我們洗鼻子的目的是「**沖洗鼻子入口的三分之一處**」，因此根本不需要讓洗

圖 5-1　洗鼻子的重點

重點① 調製洗淨水

在接近體溫的 200 毫升溫水裡加入比 1/2 小匙再少一點（約 2 公克）的食鹽溶解。

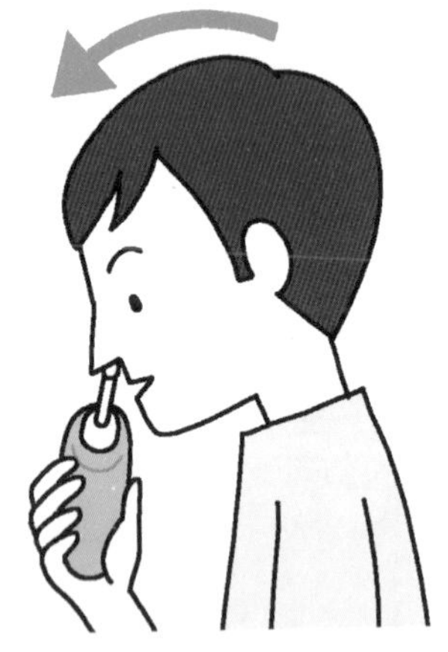

重點② 臉朝下，側著頭

臉稍微向下，側著頭，抬高要洗的那一側鼻子。臉朝上的話，洗淨水可能會流入喉嚨，所以要小心！

重點③ 輕輕地將洗淨水送進鼻子裡

按壓的強度以將水送入右邊的鼻子時，水會從同一邊流出來的壓力為宜。要是水從另一邊的鼻子跑出來或是流進喉嚨裡，就表示壓力太大了。清洗時請用嘴巴慢慢呼吸。

重點④ 小力地輪流擤鼻子

洗好後再小力地輪流擤鼻子。只要張開嘴巴擤鼻子，就不會對鼻腔及鼻竇帶來無謂的壓力。洗淨液有剩餘的話不要留著，每次要用的時候再製作新的即可。

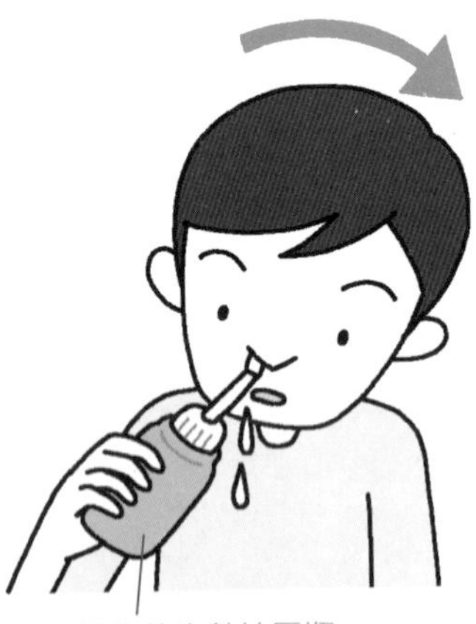

以握住的姿勢按壓瓶子的中央附近。

圖 5-2　**建議使用洗鼻的專用容器**

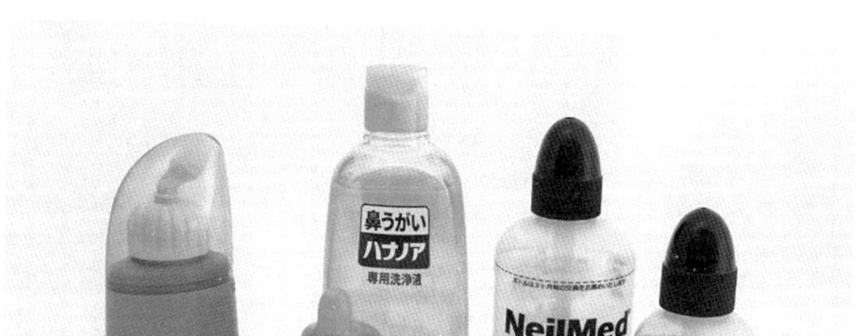

上圖由左到右分別是「Hana Clean S 洗鼻器」（東京鼻科學研究所）、「Hananoa 鼻腔專用洗淨液」（小林製藥）、「Sinus Rinse 塞那靈洗鼻器、小兒洗鼻器」（NeilMed 耐有美）。

淨水流到喉嚨、送到另一邊的鼻子或更深的地方。只要「讓洗鼻子的水從送入的那一側流出來」就行了。

為了更安全地洗鼻子，請注意不要以太大的壓力送入洗淨水。請容我再重複一遍，**當洗淨水流入喉嚨或從另一邊的鼻子流出來，就表示壓力太大了**。將洗淨水送入鼻中時不妨一邊觀察情況，以免施加太大的壓力

（使用專用的洗鼻器時也請先看過使用說明書，在安全的前提下進行）。

另外，洗淨後請務必「**小力**」地擤鼻子。太用力的話，耳朵會痛，甚至可能導致中耳炎。

只要遵循以上介紹的四個重點，就能舒服地把鼻子洗乾淨。

只不過即使採取正確的洗法，有時候洗淨水還是會殘留在鼻子裡，之後才流出來。這是因為與鼻腔相連的上頜竇是一個空洞，就構造上來說，洗淨水本來就很容易流進去，即使側著臉，小心不讓水流進去，還是可能會有一部分的水跑進去。

洗好後，小力地擤一擤鼻子，如果發現還有水流出來，你可能會大吃一驚，但完全不需要擔心是不是洗法不對，只要用面紙擦掉流出來的水就行了。此外，身體往前傾，左右甩頭，也能讓殘留在鼻子裡的洗淨水更容易跑出來。

3 即使就醫，也是先從洗鼻子和鼻噴劑開始

如上所述，洗鼻子和類固醇鼻噴劑能有效治療鼻塞。

本院是專門提供鼻科手術治療的醫院，因此有來自各地的鼻塞患者，但我們不會馬上動手術，而是先請患者試試洗鼻子和類固醇鼻噴劑。

持續一、兩個月之後，如果鼻塞能改善到可以在睡眠中用鼻子呼吸，就再觀察一下情況。因為鼻塞是種即使改善，症狀也可能再度捲土重來的毛病，故採取「**症狀明顯時，先持續洗一個禮拜的鼻子和使用一個禮拜的類固醇鼻噴劑；症狀若有好**

轉就暫停鼻噴劑」的循環。倘若這樣可以控制住鼻塞，就不需要動手術。

根據來本院看診的患者統計資料顯示，**經過洗鼻子和類固醇鼻噴劑治療後，大約有八成的兒童、七成的成人都能控制住鼻塞的症狀**。

當然，如同前面的說明，鼻炎是一種治不好的毛病。即使一時之間靠洗鼻子和類固醇鼻噴劑已經控制住，也可能只是暫時性的好轉。另外，也有人覺得要一直洗鼻子很麻煩，一旦停止又會開始鼻塞。即使透過洗鼻子和類固醇鼻噴劑有所改善的病患，也有不少最後還是接受了手術治療。

話說回來，本院原本就是專門提供手術治療的醫院，很多患者都是已經試過各式各樣的治療還是無法改善鼻塞，思來想去，認為手術是「最後的手段」才來本院求助，因此放棄手術以外的保守治療，積極選擇手術治療的人也不少。

不過實際上只有一小撮人不動手術就無法在睡眠中用鼻子呼吸，**大部分的人應該都能靠洗鼻子和使用類固醇的鼻噴劑來改善鼻塞，提升睡眠品質**。

4 養成「就寢前洗鼻子」的習慣

想靠自己改善鼻炎的人，不妨依照前面介紹的重點，先從「**就寢前洗鼻子**」開始如何？

鼻塞會在睡著時惡化，在天快亮的時候腫得最厲害，因此就寢前洗鼻子能有助於**減少鼻塞**、**改善睡眠品質**。可以的話，早上起床後如果能再洗一次鼻子更好。

或者把洗鼻子融入每天的生活習慣，持之以恆。不過，即使只有出現症狀時才洗，症狀有所改善就停止也沒關係。

我想應該有不少人光靠洗鼻子就能控制鼻炎，如果這樣還不見改善，除了洗鼻子以外，**可再併用類固醇鼻噴劑一週**。一旦鼻塞好轉，就可以停止使用噴鼻劑，如果症狀再次惡化再使用。

此外，如果是花粉症之類的季節性鼻炎，不妨在整個花粉季裡每天都洗鼻子，持續使用類固醇鼻噴劑。或許也有人會擔心：「每天用沒關係嗎？」但鼻噴劑的類固醇幾乎不會進入血液中。即使持續使用兩、三個月也不會出問題。

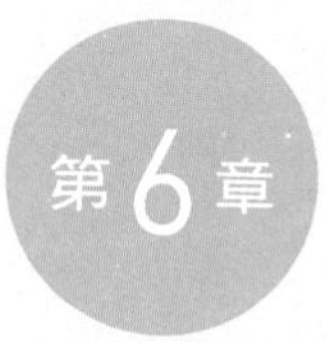

改善鼻塞、提升睡眠品質的方法❸

鼻科手術

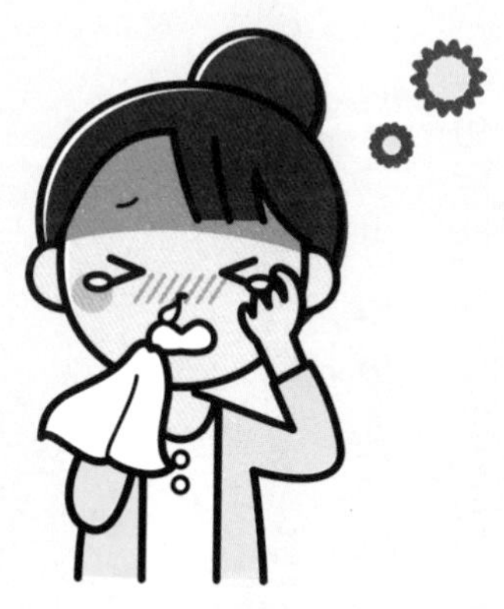

1 如果藥物和洗鼻子都沒有用

根據前述，洗鼻子和類固醇鼻噴劑雙管齊下，只要不需要用鼻噴劑的期間愈拉愈長，就表示症狀受到控制；只要症狀受到控制，就可以持續使用這兩個方法。

但是深受鼻塞所苦的人、夜裡因為睡眠呼吸障礙而無法好好休息的人，如果靠洗鼻子和鼻噴劑無法改善症狀，或無法停用鼻噴劑，也有「手術治療」這個選項。

透過鼻炎手術，讓**黏膜不容易腫大**、**減少黏膜的厚度**、**擴張鼻腔本身**，藉此讓鼻子恢復正常的透氣狀態。

鼻炎是即使動了手術也無法根治的疾病，所以即使動了手術，症狀也可能再發作，尤其是過敏人，每當花粉或塵蟎等抗原入侵鼻子，症狀就會不斷反覆發作。但經過手術，即使慢性的症狀再度發作，也能靠短期使用鼻噴劑或口服藥讓症狀穩定下來。手術的目的是先「**讓鼻子能正常呼吸**」，再達到「**即使復發，也能利用鼻噴劑加口服藥的保守治療，維持在接近正常的狀態**」。

我想大概也有人對手術抱持著「鼻子手術會出血，又很痛，好可怕」的印象。但近幾年的手術不僅效果卓越，還能保留鼻子的功能，出血量比以前的手術少很多，對患者的身體也不會造成太大的負擔。以下將具體地說明手術治療的方法。

2

當天即可出院的鼻炎手術

以下為各位介紹本院提供當天即可出院的鼻炎手術。

手術❶

下鼻胛手術

針對鼻塞進行的手術治療中，最普遍的手術是縮小下鼻胛的體積，拓寬旁邊讓空氣流通的通道。手術有幾個方法，大致可以分成燒灼黏膜，加以切除的方法和切除下鼻胛骨頭的方法。

其中最廣為人知的作法是用雷射或高週波以加熱的方式讓黏膜凝固的手術，是門診就能做的簡單治療，現已行之有年。不過手術的效果有限，如果是花粉症，效果可以持續好幾年；但如果是慢性鼻炎，通常過半年左右就會失效。

除此之外，過去也有包括骨頭在內，切除下鼻胛黏膜的方法。此法能拓寬讓空氣流通的管道，可望改善鼻塞。然而，**萬一過度地切除下鼻胛，可能會反而讓鼻塞的症狀更加惡化**。因為下鼻胛扮演著讓進入鼻子的空氣流到整個鼻腔的「風扇」角色。切除下鼻胛，讓空氣直接流入喉嚨的話，鼻子讓空氣流到整個鼻腔的功能也會跟著衰退。另外，如果鼻腔比較狹窄的人或鼻腔比較小的兒童，很難在盡可能保存構造的情況下改善鼻塞，因此這種手術有其極限。

手術❷ 後鼻神經切斷術

這種手術方法是阻斷分布於鼻腔黏膜的副交感神經，以抑制鼻涕過度分泌為目的，確立於大約五十年前的方法。療效很好，一時間世界各地都在使用這種方法。當時的手術是從鼻子外側侵入神經，不僅工程十分浩大，還有妨礙淚水分泌的副作用，因此近年逐漸衰退。

這種手術能有效消除黏膜的腫脹，還能用來治療鼻塞後，經過一連串的試誤，我在一九九七年開發出「後鼻神經切斷術」。能夠在維持治療效果的前提下，從鼻子的內側施術，又不會產生妨礙淚水分泌的副作用，只要切開鼻黏膜一公分左右，幾乎不會出血，**對身體的負擔也比較少**，是其特徵之一。

隨著術式及使用於手術的機器不斷改良，不僅能保留緊貼著神經，直徑只有兩公釐左右的動脈，也能保留細緻的靜脈，只切斷直徑〇・二～〇・五公釐左右的神經，進行微創手術。因此能大幅降低術中、術後的出血風險，減少對身體的負擔。歐美現在也有很多關於「後鼻神經切斷術對治療鼻塞很有效」的研究報告。

不管是鼻塞、流鼻水還是打噴嚏，後鼻神經切斷術都能發揮單靠藥物得不到的功效。根據本院進行的調查，已知同時有慢性鼻炎及花粉症的患者施行此術後，高達五成以上的患者即使到了花粉季也無需用藥，因此這項手術對**花粉症的預防治療**也很有效。

手術❸ 鼻腔擴大術

「鼻腔擴大術」是保留鼻腔的構造與功能，**擴大鼻腔本身**，以改善通氣性的手術。這是在海外也還沒有研究報告的新手術，對身體的負擔很小，被視為當天就能回家的門診手術。從三年前左右開始運用在兒童身上，和其他手術比起來，實績還不多，但已經能肯定對鼻塞的效果比傳統手術好得多。

手術4 鼻中隔彎曲手術

鼻中隔是指在鼻腔中央，把鼻腔分成左右兩邊的壁。鼻中隔彎曲的話，可以動手術切除軟骨或骨頭以矯正彎曲的狀況。

過去，鼻中隔彎曲被視為鼻塞的主要原因之一，所以這種手術從以前就被當成有效治療鼻塞的方法。但我不認為鼻中隔彎曲是造成鼻塞的主因。鼻塞是「從兩邊的鼻子吸收的總通氣量減少所帶來的症狀」，而鼻中隔彎曲儘管會導致一邊的鼻通道變窄，另一邊的鼻通道反而會變寬，所以很難用鼻中隔彎曲來解釋鼻塞的問題。

實際上也有不少人雖然鼻中隔彎曲，卻也不覺得鼻塞。而且根據我的經驗，主訴鼻塞，經CT檢查發現有鼻中隔彎曲症的患者幾乎也都有慢性鼻炎。因此我認為造成鼻塞的主因並不是鼻中隔彎曲，而是慢性鼻炎。如果是慢性鼻炎的患者，光靠這項手術即使解決鼻中隔彎曲的問題，可能也無法改善鼻塞。

手術5 慢性鼻竇炎手術

一旦竇口（鼻竇與鼻腔相連的通路）變得狹窄，影響空氣進入鼻竇，就會引發慢性鼻竇炎。慢性鼻竇炎的手術是以**擴大變窄的鼻竇**為目的。有慢性鼻竇炎的患者多半都有鼻腔黏膜肥厚（因發炎導致增厚的變化）的症狀，因此可以想像大部分的慢性鼻竇炎，**可能是起因於慢性鼻炎的二次疾病**。近年來，有愈來愈多的海外論文都為這個見解背書❾。

直到不久前，鼻科手術治療都會對身體造成很大的負擔，必須住院兩到四週左右，因此只有大人才能動手術是一件理所當然的事。但自從導入內視鏡後，可以做些比較安全、對身體的負擔也比較小的手術，隨著只要住一晚醫院，甚至當天就能出院的鼻科手術治療開始大行其道，**連兒童也能動鼻科手術了**。

倘若嘗試了保守治療仍不見改善，考慮要不要動手術治療也是一種選擇。

3

讓我們與鼻塞和平共處

截至目前，我帶大家具體地看了引起鼻塞的鼻炎治療法。

請容我再重複一遍，鼻炎是無法根治的疾病。即使接受手術治療，之後可能還是會打噴嚏或流鼻水、鼻塞。但只要透過手術治療改善基本狀態，通常光靠洗鼻子和類固醇鼻噴劑就能緩和鼻炎的症狀，也比較容易控制住症狀。

有鼻炎困擾的人不妨以「在控制住症狀的情況下，與鼻塞和平共處」，尤其是以**消除夜間鼻塞**、**提升睡眠品質**、**讓身心都能充分休息**為目標來進行治療。

第7章

「睡不好」對兒童身心影響很大

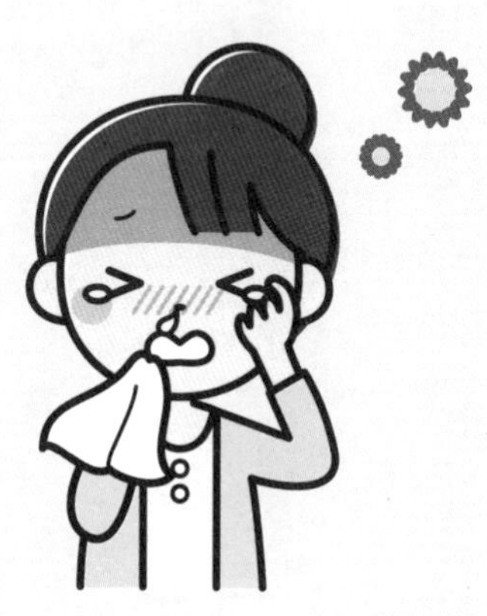

1 兒童的鼻塞比較不容易發現

各位讀者中，應該也有許多人有孩子吧。希望各位都能仔細觀察孩子有沒有鼻塞，**要是有鼻塞就要積極地治療**。

前面為各位說明過，鼻塞將導致用嘴呼吸，而睡眠中的鼻塞是造成睡眠障礙及睡眠呼吸障礙的原因之一，會對身心帶來不良的影響。如果是正值成長期的孩子，鼻塞的影響將更為深刻。

兒童的鼻塞很難發現。因為從小就鼻塞的話，會不自覺地以為那是天生自然的狀態，使得孩子沒有「**我鼻塞了**」的自覺。

即使問來本院看診的兒童：「你會鼻塞嗎？」多半也都是搖頭否認。但如果改問：「**白天會不會想睡覺？**」、「**跑步時會不會容易喘不過氣來？**」這次就會點頭了。再經過檢查，通常都會發現孩子有典型的慢性鼻炎……這樣的案例屢見不鮮。

鼻炎是很常見的疾病，所以家長可能不太容易注意到。即使發現孩子動不動就鼻子發炎，打噴嚏或流鼻水，通常也只會覺得「小孩都是這樣的。不必特地去醫院看醫生吧」。

要發現兒童的鼻塞，首先必須請周圍的大人仔細觀察孩子的狀況。為此可參考以下重點，用來檢查孩子有沒有鼻塞。請先用下頁清單檢查府上的孩子有沒有這些狀況。

細節在後面會再為各位說明，請先簡單地看一下檢查清單。

吃飯時

- □ 吃飯時沒有細嚼慢嚥就吞下去
- □ 覺得吃飯很麻煩，吃東西很慢
- □ 吃飯時直接張開嘴巴嘖嘖作響地咀嚼

身體的狀態

- □ 下巴小巧，齒列不整齊
- □ 長不高
- □ 身體往前傾，姿勢不良

精神的狀態

- □ 不擅長專心讀書
- □ 沒有定力
- □ 三分鐘熱度
- □ 很容易發脾氣
- □ 缺乏表情

幼兒

- □ 喝奶時會停下來休息，用嘴呼吸

「隱性鼻塞」檢查清單・兒童版

睡眠中、早上起床時

- □ 會打呼
- □ 睡著的時候呼吸會停止
- □ 睡著的時候嘴巴會微微張開呼吸
- □ 半夜會醒來
- □ 已經上小學了還會尿床
- □ 早上起床的時候一臉呆滯

白天時

- □ 白天很睏
- □ 總是不知不覺就張開嘴巴
- □ 運動時覺得呼吸困難
- □ 味覺很遲鈍
- □ 經常流鼻水
- □ 經常打噴嚏

打呼或睡著時呼吸暫時停止是睡眠中鼻塞的訊號。還有，如同我再三說明的，人類只要處於可以用鼻子呼吸的狀態，原則上就不會用嘴呼吸。睡眠中如果張開嘴巴呼吸，就必須考慮到鼻塞的可能性。

若因為鼻塞引起睡眠障礙，就會變得淺眠，半夜很容易醒來。孩子早上起床時常常一臉呆滯或白天很想睡的話，最好也懷疑是不是睡眠品質有問題。

如果孩子已經小學了還**尿床**，可能是因為進入深層睡眠時，腦下垂體會分泌具有抗利尿作用的激素減少了，而這也可能導致睡眠障礙。

白天也會鼻塞的案例，可能是因為孩子用嘴呼吸，通常會看見他們傻傻地張開嘴巴的樣子。

用嘴呼吸比用鼻子呼吸不容易吸收到氧氣，因此**運動時很容易上氣不接下氣**，或許也是鼻塞的訊號之一。

另外，如果在用餐的時候鼻塞，因為沒辦法用鼻子呼吸，就很難閉上嘴巴來細細咀嚼。如果出現以下徵兆：吃飯時沒有細嚼慢嚥就吞下去、覺得吃飯很麻煩、吃東西很慢、吃飯時直接張開嘴巴嘖嘖作響地咀嚼等，都請不要忽略鼻塞的可能性。

經常流鼻水、打噴嚏的孩子，也要考慮到是不是有慢性鼻炎。最好懷疑是不是同時有鼻塞的症狀。

如果孩子的下巴小巧，齒列不整齊、長不高、身體往前傾，姿勢不良，可能是**鼻塞導致發育不良**。

另外，如果出現沒有定力、三分鐘熱度、很容易發脾氣、缺乏表情的徵兆，有可能是鼻塞導致睡眠品質惡化才引發這些症狀，不妨再觀察一下還有沒有其他指向鼻塞的訊號。

2

睡眠障礙可能會妨礙身心發育

史丹佛大學克里斯臣・吉魯米諾（Christian Guilleminault）教授最早為睡眠中停止呼吸的呼吸異常正名為「睡眠呼吸中止症」，於一九九八年發表了與兒童的睡眠呼吸障礙有關的論文。論文中提到鼻塞與睡眠呼吸障礙、對身體發育的影響，根據用剛出生的猴子做的實驗，發現鼻塞會妨礙下巴的骨頭及上呼吸道（從鼻子到呼吸道的入口）的發育⑩。

在人類兒童身上也可以看到這種現象，如果不去治療腺樣體或因鼻炎造成的鼻塞，可能會妨礙下巴的骨頭、舌頭、喉嚨的肌肉、下巴與喉嚨之間的舌骨等成長[11]。因為包括下巴在內，上呼吸道變窄了，這是長大以後增加睡眠呼吸障礙風險的主要原因之一。

除此之外，吉魯米諾的報告中還指出**睡眠中的呼吸障礙，會引起能量過度消耗，能量的過度消耗則會打亂胰島素的活化或成長激素的分泌，抑制身體的成長。**他在論文中做出了有睡眠呼吸障礙的兒童，必須「先排除鼻炎或腺樣體等造成鼻塞的原因，讓孩子恢復用鼻子呼吸」的結論。

我自己在治療兒童鼻塞的過程中，也充分感受到吉魯米諾在論文中說的一切所言非虛。

如同上一章說明過的，過去的鼻科手術治療會對身體造成很大的負擔，通常必須住院兩到四週左右。

如果是兒童，基本上無法承受包括出血在內的手術負擔，很容易發生併發症。手術需要全身麻醉，因此也必須慎重地思考手術對兒童的風險。而且手術後也要繼續治療，考慮到如果患者是幼兒，幼兒可能不懂也不會配合術後管理。由於有這麼多的門檻，長久以來都認為「很難對兒童進行鼻科手術治療」。

然而時至今日，全身麻醉及全身性治療的方法都進步很多。另一方面，麻醉或手術帶來的併發症風險程度主要是受到手術的影響，因此只要是出血量比較少、短時間就能完成、對身體負擔比較小的手術，手術帶來的風險其實很低。

我對改善鼻炎的手術治療、減少對身體的負擔、採取更安全的方法上下了不少工夫。從二〇〇〇年開始，對鼻塞情況特別嚴重的兒童施行手術治療。

在那之前，兒童很容易被排除在鼻塞的治療網之外，自從開始對兒童動手術後，才發現「鼻塞對孩子們造成睡眠障礙，睡眠障礙又阻礙孩子們身心發育」的案例多不勝數。

3

治療鼻塞後，也改善了學習情況

常常可以聽到經由治療、改善鼻塞的兒童長家反應「原本半夜要起來好幾次的孩子，可以一覺到天亮了」、「早上起床不再一臉呆滯了」。孩子每天都在成長，因此無法將一切變化都歸於鼻塞的改善，但治療後突然長高了、注意力更專注、運動能力變好的案例也在所多有。不僅如此，原本很容易發脾氣、心浮氣躁的孩子在治療過鼻塞後，**看起來有定力多了，也有人不再半夜尿床或半夜尿床的情況有所改善**。以下就為各位介紹三個孩童的案例。

案例1 呼吸變得輕鬆、游泳距離更遠的小學生

九歲的B同學從三歲就很會流口水，改用嘴巴呼吸。帶他去看醫生時，醫生告訴家長：「可能是因為腺樣體肥大才改用嘴呼吸。情況並不嚴重，建議先觀察一下狀況再說。」

問題是流口水的症狀在那之後並沒有好轉，也完全沒有用鼻子呼吸的跡象。幼稚園的老師還曾經提醒過家長：「**跟他講話好像都沒有在聽。**」

來本院就診時，我考慮到B同學除了晚上會打呼、早上起床會口渴以外，還有早上怎麼叫也起不來的狀況，可能是因為夜間鼻塞引起睡眠呼吸障礙。明明白天都張著嘴巴，無法用鼻子呼吸，B同學本人卻說他沒有鼻塞的感覺。說得再直接一點，他似乎根本就不曉得什麼是「鼻塞」。

治療鼻塞後，過了三個月，最先出現變化的是睡眠品質提升了。據家長轉述，

他不再打呼，已經可以閉上嘴巴，改用鼻子呼吸了。只要睡眠時間充足，還能自己精神抖擻地起床。除此之外，他的注意力在術後集中許多，尤其是歷史等喜歡的科目，甚至能長時間專心地閱讀教科書。另一方面，B同學去游泳教室學游泳時，因為呼吸變得順暢，游泳距離一口氣也增加了。「手術前只能游二十五公尺再多一點，手術後可以游上五十公尺。」B同學也活力十足地對我說：「因為可以輕鬆地用鼻子呼吸，跟朋友玩球的時候，投球的速度變快了，也能接住很強勁的球。」

案例❷ 不再動不動就發脾氣的小學生

原本想矯正牙齒，卻遭牙醫指出「沒有用鼻子呼吸」而來本院看診的C同學（九歲），也有很嚴重的鼻塞，因此引起睡眠障礙。據家長說，C同學很難入睡，只要家人半夜回家發出一點聲音就會醒來，非常淺眠不說，睡著時還會打呼，甚至曾經因為意識到睡著的時候會張開嘴巴，還試過用膠布把嘴巴貼起來（但馬上就撕掉了）。

日常生活中也可以看到因為睡眠不足引起的各種煩惱。例如**白天經常打呵欠**，就連學校的老師也說「他看起來好像很睏的樣子」。另外，C同學還有發展遲緩的問題，上的是特殊教育班，但一坐上校車就馬上睡著、做作業時也馬上就喊睏可是說是家常便飯。不僅如此，還動不動就發脾氣，沒有定力的毛病似乎也讓家長傷透了腦筋。

來本院接受鼻塞的手術治療後，C同學在各個層面都出現了**顯著的變化**。首先是術後三個月，C同學睡著時不打呼了，也不再半夜醒來，可以一覺到天亮。如此一來，既不會在特教班的接送專車上睡覺，課堂上也不再愛睏了。

家長感受到最大的變化莫過於C同學能**集中精神**、**不再動不動就發脾氣了**。另外，C同學手術前不太喜歡運動，經常跑沒幾步就大喊「我累了」，但手術後不再嚷嚷疲累，去旅行的時候也能在游泳池裡泡很久、挑戰較高難度的健身器材，一個人玩得不亦樂乎。家長告訴我：「孩子變得積極進取、個性主動多了。看到這麼大的變化，不禁充分感受到用鼻子呼吸的重要性。」

案例❸ 更好睡、專注力倍增的國中生

D同學（十五歲）從小就經常鼻塞，白天或睡覺的時候都用嘴呼吸。睡著時還會打呼，早上經常起不來，所以家長都很擔心是不是「**睡眠不足**」。

升上國中後，D同學在安靜的地方讀書時，會**聽到自己用嘴呼吸的聲音**，為此十分在意。而且因為用嘴呼吸，參加網球社的比賽時還曾經覺得喘不過氣。放學回家吃晚飯的時候，常常吃完就躺下來睡覺。看在家長眼中，也很擔心D同學經常張著嘴巴、欠缺專注力的模樣。

D同學的情況只動一次手術無法充分地改善鼻塞，因此動了兩次手術治療。

觀察D同學動完第二次手術後過了一年半的狀況，發現他就寢時不再張著嘴巴睡覺，過去一直有難以入睡的問題，但是可以用鼻子呼吸後，不再難以入睡了。不僅好睡，還能神清氣爽地起床，長久下來，吃完晚飯也不再直接上床睡覺。

「以前長跑時必須用嘴巴呼吸，導致喉嚨很痛，動完手術後，每天社團活動的練習都能樂在其中，充分感受到自己的體力及技術都能發揮到淋漓盡致。學習時也能很專心。」D同學也表示他五大科目的成績全都成長了不少。

B同學、C同學、D同學的案例並非特例，有許多兒童都因為改善了鼻塞而呈現出大幅的成長與發育。據說**大腦在十二到十四歲就會停止發育**，希望大家都能明白，**如果在發育的過程放著睡眠障礙不處理，可能會演變成無可挽回的憾事**。

以下將仔細地介紹鼻塞造成的睡眠障礙，會對孩子的發育帶來什麼不良影響。

4 睡眠障礙會影響大腦發育

根據《利用睡眠培養孩子的能力》（直譯，白川修一郎著）一書指出，鼻塞引起的睡眠障礙會對前額葉及頂葉的功能造成很大的影響。已經確定睡眠不足的人，**腦部的額葉與頂葉的腦血流量不足**。

額葉與頂葉是人類在進化的過程中逐漸發達的「新腦」，如同大腦皮質占的比例比猴子大非常多，表示是**與「人性」關係最密切的部分**。具體而言，額葉與頂葉執掌注意力、專注力、短期記憶、認知、情緒、動機（熱情、幹勁）、揣測人心的

圖 7-1　額葉與頂葉

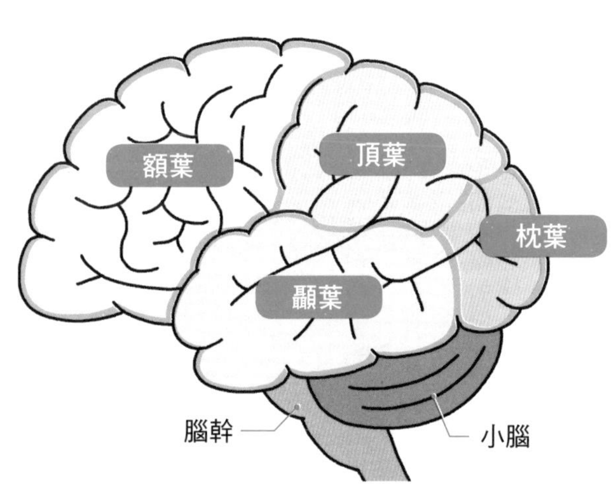

能力等人類非常重要的特性。

根據研究指出，大腦的這個領域很容易受到睡眠不足的影響，尤其是兒童，由於額葉尚未十分發達，**睡眠不足會立刻呈現在前額葉功能低下**。除了學習面會出現問題外，還會出現「注意力不集中」、「很容易分心」、「坐不住」、「想到什麼就不管三七二十一地付諸行動」的狀況⓬。

事實上，因鼻塞來本院看診的兒童中，疑似有發展遲緩之一的

ＡＤＨＤ（注意力不足過動症）的案例並不少。關於發展遲緩，厚生勞動省的網站上寫到：

發展遲緩包括了自閉症、亞斯伯格症候群、注意力不足過動症（ＡＤＨＤ）、學習障礙、妥瑞症、口吃等。這些症狀有一個共通點，那就是腦部天生有一部分的功能受損。

其中，注意力不集中、容易分心、健忘等所謂的「**不專心**」與坐不住、靜不下來等所謂的「**過動**」、想到什麼就不管三七二十一地付諸行動等所謂的「**衝動**」是ＡＤＨＤ的特徵。

各位是否注意到了，ＡＤＨＤ的特徵與因鼻塞引起睡眠障礙，造成「前額葉功能低下」的案例是一樣的呢？實際上，**改善鼻塞**、**擺脫睡眠不足的狀態**後，有些孩子疑似ＡＤＨＤ的症狀就消失了[13]。

以前面介紹的Ｃ同學為例，治療鼻塞後出現了提升專注力、不再動不動就發脾氣、個性變得積極主動的變化。而且出現這種變化的孩子可不少。甚至還有「一直動來動去，活像野生動物」的三歲小孩，經由洗鼻子解決了鼻塞的問題後，過動的症狀也不藥而癒的案例。

第一章參照的《為什麼要睡覺？》也提到兒童睡眠不足與ＡＤＨＤ的關係。以下引用自書中內文：

> 診斷出ＡＤＨＤ的兒童通常沒有定性、情緒起伏劇烈、很容易分心。在學校上課的時候很難專心，憂鬱症或厭世的風險大增。
>
> 如果沒有冠上ＡＤＨＤ的病名，單看這些症狀，大概會發現與睡眠不足的症狀一模一樣。帶睡眠不足的兒童去看醫生時，如果不知道孩子有睡眠不足的問題，只

說明症狀的話，醫生一定會診斷為ＡＤＨＤ，以ＡＤＨＤ的處方開藥。

沃克對與ＡＤＨＤ有關的兒童睡眠呼吸中止症也有以下的考察：

氧氣無法充分傳達到腦部，兒童為了恢復呼吸，半夜會醒來無數次，從而影響到非常寶貴的非快速動眼期的深層睡眠。上述睡眠呼吸中止症所造成的睡眠不足每晚都會發生，可能會長達數個月，甚至好幾年。

當兒童長期處於慢性睡眠不足的狀態，氣質、認知力、情緒、學業成績等方面都會出現與ＡＤＨＤ極為相似的症狀。我們已知若兒童有幸被正確診斷為睡眠障礙，接受切除扁桃腺（此處引用原文，正確的部位其實是「咽扁桃體」）手術後，基本上都不再是ＡＤＨＤ。因為只要動手術改善睡眠障礙，ＡＤＨＤ的症狀就會徹底消失。

這本書以最近的調查及臨床的數據推測，**被診斷ADHD的兒童有三%以上其實都有睡眠障礙**。

年紀愈小，鼻塞對腦部發育的影響愈深刻。若家人發現孩子有不專心、過動、衝動的毛病或「喜怒哀樂很明顯或不明顯、經常使性子、對任何事都沒興趣」的表現，建議仔細觀察孩子的狀況，一旦懷疑有鼻塞症狀就要帶孩子去看醫生。

5 打呼的孩子成績比較差？

為了讓孩子充分發揮與生俱來的能力，**改善鼻塞**是很重要的關鍵。因為鼻塞造成的睡眠呼吸障礙，也是害孩子成績變差的風險之一。

舉例來說，曾有一項研究以德國與奧地利的一一四四名小學生為對象，針對**兒童打呼與學業成績的關係**提出了非常有意思的報告[14]。根據這項報告指出，睡眠中會打呼的兒童學業成績不佳的機率是正常兒童的兩倍，而**打呼的頻率愈高，學業成績不佳的風險愈大**。

這項報告無法證明學業成績與夜間氧氣攝取量減少之間的因果關係。然而，針對成人因為睡眠呼吸中止症造成白天的腦活動效率不佳，已經有別的報告指出原因出在夜間氧氣攝取量減少與睡眠障礙上[15]。

另外，根據由美國路易斯維爾大學以一五八八名十三到十四歲的兒童為對象實施的調查，兒童的睡眠呼吸障礙不只會讓腦部的活動變差，還有影響腦部本身發育的危險性[16]。根據同一份調查，可以做出「**成績不好的孩子，高機率在六歲以前都有打呼的毛病**，幼兒期的睡眠呼吸障礙造成缺氧（夜間氧氣攝取量減少）對腦神經系統的傷害，可能直到長大後仍持續對學習能力帶來不良影響」的結論。

前面介紹過的D同學接受鼻炎的治療後，成績大幅提升，可見這很可能是因為D同學之前沒能發揮本來就有的能力。

兒童是國家未來的主人翁。要是鼻炎害孩子無法充分發揮與生俱來的能力，對社會無疑是很大的損失。

6 睡不好也無法「一瞑大一寸」

想當然，每個孩子的體格及發育的速度因人而異。不僅如此，造成身體發育遲緩的原因琳琅滿目，不一而足，不該一味煽動家長的不安。

站在專業鼻科醫生的立場，我只能說鼻子可能與睡眠以及身體的發育有關。再進一步說，若鼻塞引起睡眠呼吸障礙，可能會導致慢性的睡眠不足；一旦睡眠不足，就會妨礙孩子的身體發育。

俗話說：「一瞑大一寸。」可見**兒童的發育絕對不能少了充足的睡眠**。

睡眠呼吸障礙之所以會妨礙發育，其中一個理由是**睡眠障礙會破壞控制激素分泌的下視丘及腦下垂體的功能**。在睡眠中，腦下垂體會分泌成長激素。成長激素是幫助孩子長高、修復傷口、長肌肉、消除疲勞不可或缺的激素，倘若睡眠不足導致成長激素分泌不足，小孩就會長不高。我看過許多治療鼻炎後急速抽高的兒童，或許是因為成長激素在治療鼻炎後的分泌恢復正常所致。

此外，腦下垂體在睡眠中還會分泌具抗利尿作用，名叫「血管加壓素」的激素。一旦睡眠障礙影響到血管加壓素的分泌，可能就會尿床。實際上，因為鼻塞來本院看診的兒童中，也有不少上了小學還會尿床的案例，而且治療鼻塞後多半就不會再尿床了。擔心孩子長不高或尿床的壞毛病一直改不過來的家長，不妨也思考一下原因出在「鼻子」上的可能性。如果孩子有以上問題，最好檢查一下孩子會不會鼻塞。

7

缺乏活力跟「用嘴呼吸」有關？

詢問家有鼻塞兒童的家長，孩子平常是什麼樣子，回答「**我們家的孩子很不愛運動**」、「**多半都在家裡發呆**」、「**總是在家裡滾來滾去**」的家長在所多有。

想當然耳，一定有不擅長運動或較內向的孩子，但其中也有改善了鼻塞問題後變得精力充沛、跑跑跳跳的案例。

就像先前介紹的B同學一口氣拉長了游泳的距離，投球的速度也變快了。C同學手術前似乎不喜歡活動身體，但接受手術治療後變得非常活潑好動。D同學參加社團活動時也能長跑了。

這些變化並不罕見。恐怕是因為**鼻塞導致血液中的氧氣濃度降低，睡眠不足導致運動機能降低的關係**。

第二章也介紹過，請回想鼻子身為呼吸器的任務。鼻腔及鼻竇的黏膜產生一氧化氮，而一氧化氮具有擴張肺部血管，讓氧氣有效率地輸送到血管的功能。用嘴呼吸的話，這個功能就沒有作用了，**因此用嘴呼吸時，血液中的氧氣濃度將低於用鼻子呼吸**。所以運動時用嘴呼吸就像從事高原訓練，也難怪很容易疲倦，無法把自己的體能表現得淋漓盡致。

另外，若長期處於鼻塞的狀態，**姿勢也會變差**。因為用嘴呼吸時，喉嚨會變窄，為了讓空氣易於流通，就會擺出彎腰駝背、脖子突出的姿勢。這種姿勢會妨礙胸部的發育，呼吸需要的肌肉也不發達。運動時需要呼吸，當呼吸不順暢，就會逐漸變成「**不喜歡運動的身體**」。

我認為睡眠不足之所以會降低運動機能，或許是因為腦中負責運動機能的部分衰退了。

這也是因為如前所述，睡眠不足會對腦的額葉及頂葉的功能造成很大的影響。事實上，大腦額葉上有個「前額葉皮質區」（prefrontal cortex），負責從身體收到的感覺訊息以掌握空間的位置，做出複雜的動作。若鼻塞造成睡眠呼吸障礙，導致睡眠不足的狀態變成常態，降低前額葉皮質區的功能，可能會讓你在運動時，判斷物體在三次元空間的上下、遠近，或靠視線捕捉物體的能力受到很大的影響。

孩子不喜歡活動身體，說不定是因為有鼻塞的困擾，使得身體很容易疲累，或無法隨心所欲地活動身體。倘若孩子出現**運動時容易上氣不接下氣**的狀況，最好也思考一下鼻塞的可能性。

8

矯正牙齒前，先治療鼻子

近年來，基於「本來要去矯正牙齒，結果牙醫說『請先去治療鼻塞』……」的理由，而帶孩子來本院看診的家長愈來愈多。

如同本章一開始提到過的，已知鼻塞會妨礙孩子下巴的發育[17]。下巴如果不夠發達，牙齒就長不好，因此牙齒無論如何都不整齊，也就是所謂的「**鼻塞會導致齒列不整齊**」。如果是還在發育的孩子，因為鼻塞導致下巴發育不健全的話，在矯正牙齒前通常都必須先治療鼻塞。

牙醫建議「矯正牙齒前先去治療鼻塞」還有一個用意，那就是如果因為鼻塞改為用嘴呼吸，因此一直張著嘴巴的話，也會**影響到牙齒的矯正治療**。要是無法閉上嘴巴，矯正治療就無法順利進行。有些家長也是聽到牙醫說：「請先讓孩子學會閉上嘴巴再帶孩子來矯正牙齒。」才發現孩子無法用鼻子呼吸，連忙帶孩子去看耳鼻喉科。

如果是下巴的骨頭發育有問題、齒列不整齊的兒童，鼻炎通常都很嚴重。在意孩子齒列的家長，請先檢查一下孩子會不會鼻塞。

9

兒童「洗鼻子」的注意事項

如同前面帶大家看過的，只要知道鼻塞的壞處，尤其是對兒童帶來的不良影響，應該就很清楚最好別以為「只不過是鼻塞」，就置之不理。

一旦懷疑孩子的鼻子是不是塞住了，建議先以第五章介紹的洗鼻子等方法來加以改善。**只要會擤鼻子，就連幼兒也能洗鼻子**。

基本的洗淨方法與大人一樣，簡單地複習如下：

圖 7-2　**握住容器檢查壓力**

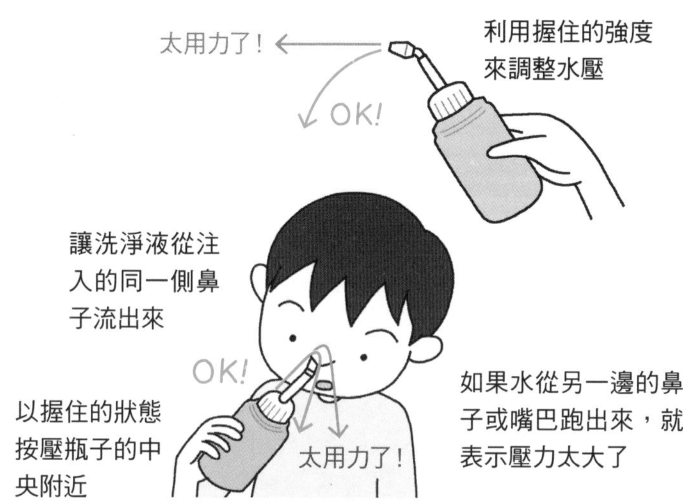

1. 用溫水調製滲透壓與體液相同的洗淨水（生理食鹽水）。
2. 將洗淨水倒入容器，臉朝下放進去。同時要側著頭，洗右邊的鼻子時讓右耳朝上、洗左邊的鼻子時讓左耳朝上。
3. 輕輕地將容器裡的水送進鼻子裡。小心不要施加太大的壓力，別讓從右側鼻子注入的洗淨水從左邊的鼻子流出來，或是讓送入鼻中的洗淨水流進喉嚨裡。

問卷項目	n（人）	改善率（%）
睡眠中用嘴呼吸	70	87
打呼	44	95
磨牙	16	100
呼吸中止	9	100
翻來覆去	51	73
半夜醒來	23	100
尿床	7	86
早上起不來	57	72
白天用嘴呼吸	61	77
白天想睡	41	68
精神不集中	62	76
情緒不穩定	22	82
叛逆	26	62
沒有定性	38	63
運動時會呼吸困難	33	85
擤鼻涕	70	73
很容易感冒	23	87
吃飯時不舒服	38	89
嗅覺障礙	36	89

※對象：來本院動手術的兒童病例在術前出現的症狀及其改善率（術後三個月）。
期間：2013年1月～2014年2月／93例

圖 7-3　兒童症狀的改善率（手術前與術後三個月）

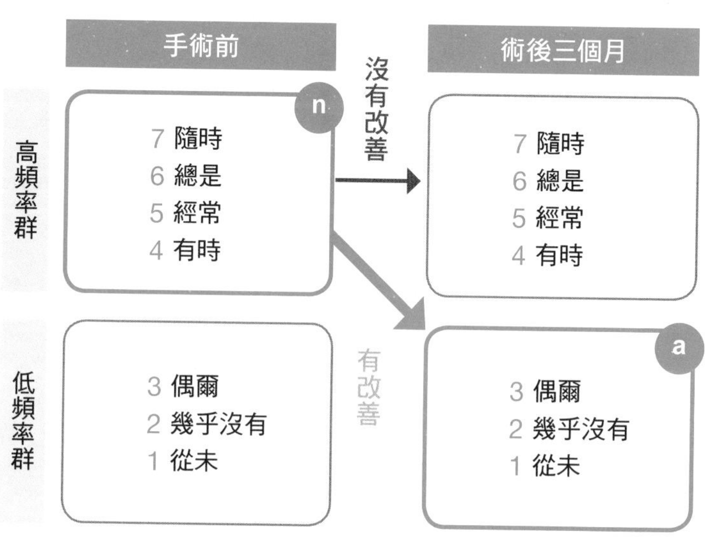

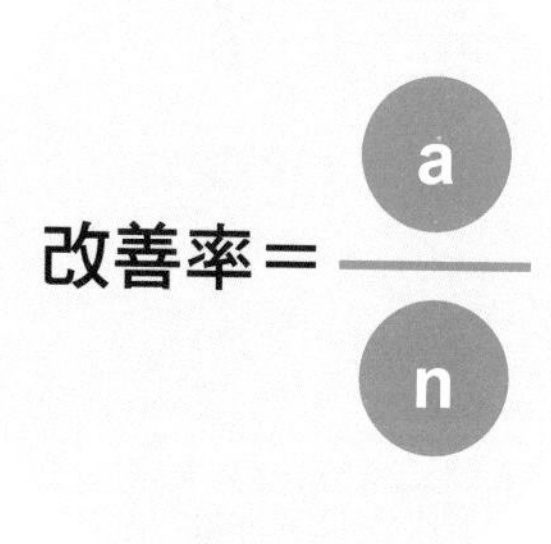

4. 洗好後再小力地輪流擤鼻子。

兒童洗鼻子的時候，請家長仔細地教孩子臉要朝哪一邊。本院在為兒童介紹洗鼻子的方法時，會讓孩子實際握住洗鼻子的專用容器，讓他們親身感受要用多大的力量來捏，才能以恰到好處的壓力擠出洗淨水。

各位在家裡洗鼻子時，建議先由家長試一次，檢查適度的壓力是如何，再讓孩子也捏捏容器，**陪孩子一起確認擠出洗淨水的壓力大小**。

上頁圖 7-3 是針對來本院接受鼻塞手術治療的兒童術前出現的症狀與術後三個月的改善率。即使是需要動手術治療的嚴重鼻塞，透過治療也能看見改善。

為了盡早讓孩子恢復正常、用鼻子呼吸，懷疑孩子可能有鼻塞的家長最好趕快想辦法解決這個問題。

參考文獻

1. Craig TJ, Teets S, Lehman EB, Chinchilli VM, Zwillich C. Nasal congestion secondary to allergic rhinitis as a cause of sleep disturbance and daytime fatigue and the response to topical nasal corticosteroids. J Allergy Clin Immunol. 1998;101(5):633-637. doi:10.1016/s0091-6749(98)70171-x

Rappai M, Collop N, Kemp S, deShazo R. The nose and sleep-disordered breathing: what we know and what we do not know. Chest. 2003;124(6):2309-2323. doi:10.1378/chest.124.6.2309

Ferguson BJ. Influences of allergic rhinitis on sleep. Otolaryngol Head Neck Surg. 2004;130(5):617-629. doi:10.1016/j.otohns.2004.02.001

Georgalas C. The role of the nose in snoring and obstructive sleep apnoea: an update. Eur Arch Otorhinolaryngol. 2011;268(9):1365-1373. doi:10.1007/s00405-010-1469-7

Migueis DP, Thuler LC, Lemes LN, Moreira CS, Joffily L, Araujo-Melo MH. Systematic review: the influence of nasal obstruction on sleep apnea. Braz J Otorhinolaryngol. 2016;82(2):223-231. doi:10.1016/j.bjorl.2015.05.018

Fried J, Yuen E, Li A, et al. Rhinologic disease and its impact on sleep: a systematic review [published online ahead of print, 2020 Dec 4]. Int Forum Allergy Rhinol. 2020;10.1002/alr.22740. doi:10.1002/alr.22740

2. Fitzpatrick MF, McLean H, Urton AM, Tan A, O'Donnell D, Driver HS. Effect of nasal or oral breathing route on upper airway resistance during sleep. Eur Respir J. 2003;22(5):827-832. doi:10.1183/09031936.03.00047903

3. Matsumoto T, Murase K, Tabara Y, et al. Impact of sleep characteristics and obesity on diabetes and hypertension across genders and menopausal status: the Nagahama study. Sleep. 2018;41(7):10.1093/sleep/zsy071. doi:10.1093/sleep/zsy071

4. Georgalas C. The role of the nose in snoring and obstructive sleep apnoea: an update. Eur Arch Otorhinolaryngol. 2011;268(9):1365-1373. doi:10.1007/s00405-010-1469-7

5. McNicholas WT. The nose and OSA: variable nasal obstruction may be more important in pathophysiology than fixed obstruction. Eur Respir J. 2008;32(1):3-8. doi:10.1183/09031936.00050208

6. Ibrahim N, Tyler MA, Borchard NA, Rathor A, Nayak JV. Nasal vestibular body treatment for recalcitrant nasal obstruction. Int Forum Allergy Rhinol. 2020;10(3):388-394. doi:10.1002/alr.22463

7. Casale M, Moffa A, Cassano M, et al. Saline nasal irrigations for chronic rhinosinusitis: From

everyday practice to evidence-based medicine. An update. Int J Immunopathol Pharmacol. 2018;32:2058738418802676. doi:10.1177/2058738418802676

Succar EF, Turner JH, Chandra RK. Nasal saline irrigation: a clinical update. Int Forum Allergy Rhinol. 2019;9(S1):S4-S8. doi:10.1002/alr.22330

Liu L, Pan M, Li Y, Tan G, Yang Y. Efficacy of nasal irrigation with hypertonic saline on chronic rhinosinusitis: systematic review and meta-analysis. Braz J Otorhinolaryngol. 2020;86(5):639-646. doi:10.1016/j.bjorl.2020.03.008

8. Sonoda S, Murakami D, Saito Y, et al. Long-term effectiveness, safety, and quality of life outcomes following endoscopic posterior nasal neurectomy with submucosal turbinectomy for the treatment of intractable severe chronic rhinitis [published online ahead of print, 2021 Jan 11]. Auris Nasus Larynx. 2021;S0385-8146(20)30331-X. doi:10.1016/j.anl.2020.12.009

Wang L, Chen M, Xu M. Effect of posterior nasal neurectomy on the suppression of allergic rhinitis. Am J Otolaryngol. 2020;41(3):102410. doi:10.1016/j.amjoto.2020.102410

Yan CH, Hwang PH. Surgical Management of Nonallergic Rhinitis. Otolaryngol Clin North Am. 2018;51(5):945-955. doi:10.1016/j.otc.2018.05.010

9. Badr DT, Gaffin JM, Phipatanakul W. Pediatric Rhinosinusitis. Curr Treat Options Allergy. 2016;3(3):268-281. doi:10.1007/s40521-016-0096-y

Hoffmans R, Wagemakers A, van Drunen C, Hellings P, Fokkens W. Acute and chronic rhinosinusitis and allergic rhinitis in relation to comorbidity, ethnicity and environment. PLoS One. 2018;13(2):e0192330. Published 2018 Feb 5. doi:10.1371/journal. pone.0192330

10. Guilleminault C, Pelayo R. Sleep-disordered breathing in children. Ann Med. 1998;30(4):350-356. doi:10.3109/07853899809029934

11. Harvold EP, Tomer BS, Vargervik K, Chierici G. Primate experiments on oral respiration. Am J Orthod. 1981;79(4):359-372. doi:10.1016/0002-9416(81)90379-1

Tomer BS, Harvold EP. Primate experiments on mandibular growth direction. Am J Orthod. 1982;82(2):114-119. doi:10.1016/0002-9416(82)90490-0

12. Shapiro PA. Effects of nasal obstruction on facial development. J Allergy Clin Immunol. 1988;81(5 Pt 2):967-971. doi:10.1016/0091-6749(88)90162-5

Zheng W, Zhang X, Dong J, He J. Facial morphological characteristics of mouth breathers vs. nasal breathers: A systematic review and meta-analysis of lateral cephalometric data. Exp Ther Med. 2020;19(6):3738-3750. doi:10.3892/etm.2020.8611

13. Gozal D, Pope DW Jr. Snoring during early childhood and academic performance at ages thirteen to fourteen years. Pediatrics. 2001;107(6):1394-1399. doi:10.1542/peds.107.6.1394

Urschitz MS, Guenther A, Eggebrecht E, et al. Snoring, intermittent hypoxia and academic performance in primary school children. Am J Respir Crit Care Med. 2003;168(4):464-468. doi:10.1164/rccm.200212-1397OC

14. Urschitz MS, Guenther A, Eggebrecht E, et al. Snoring, intermittent hypoxia and academic performance in primary school children. Am J Respir Crit Care Med. 2003;168(4):464-468. doi:10.1164/rccm.200212-1397OC

15. Bédard MA, Montplaisir J, Richer F, Malo J. Nocturnal hypoxemia as a determinant of vigilance impairment in sleep apnea syndrome. Chest. 1991;100(2):367-370. doi:10.1378/chest.100.2.367

Cheshire K, Engleman H, Deary I, Shapiro C, Douglas NJ. Factors impairing daytime performance in patients with sleep apnea/hypopnea syndrome. Arch Intern Med. 1992;152(3):538-541.

16. Gozal D, Pope DW Jr. Snoring during early childhood and academic performance at ages thirteen to fourteen years. Pediatrics. 2001;107(6):1394-1399. doi:10.1542/peds.107.6.1394

17. Moss ML. The functional matrix hypothesis revisited. 1. The role of mechanotransduction. Am J Orthod Dentofacial Orthop. 1997;112(1):8-11. doi:10.1016/s0889-5406(97)70267-1

Trabalon M, Schaal B. It takes a mouth to eat and a nose to breathe: abnormal oral respiration affects neonates' oral competence and systemic adaptation. Int J Pediatr. 2012;2012:207605. doi:10.1155/2012/207605

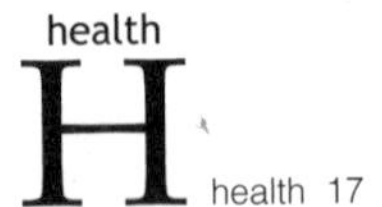

擺脫鼻塞、打呼、睡不好的「鼻呼吸」

日本鼻科權威醫師30年實證，戒掉用嘴呼吸，讓你增加深度睡眠、一夜好眠！

鼻専門医が教える「熟睡」を手にする最高の方法

作　　　者　黃川田徹
譯　　　者　賴惠鈴
封 面 設 計　張天薪
內 文 排 版　顏麟驊
責 任 編 輯　洪尚鈴
行 銷 企 劃　蔡雨庭・黃安汝
出版一部總編輯　紀欣怡

出　版　者　境好出版事業有限公司
發　　　行　采實文化事業股份有限公司
業 務 發 行　張世明・林踏欣・林坤蓉・王貞玉
國 際 版 權　施維真・劉靜茹
印 務 採 購　曾玉霞
會 計 行 政　李韶婉・許俽瑀・張婕莛
法 律 顧 問　第一國際法律事務所　余淑杏律師
電 子 信 箱　acme@acmebook.com.tw
采 實 官 網　www.acmebook.com.tw
采 實 臉 書　www.facebook.com/acmebook01

I S B N　978-626-7357-13-2
定　　　價　360元
初 版 一 刷　2024年4月
劃 撥 帳 號　50148859
劃 撥 戶 名　采實文化事業股份有限公司
104台北市中山區南京東路二段95號9樓
電話：(02)2511-9798　傳真：(02)2571-3298

國家圖書館出版品預行編目資料

擺脫鼻塞、打呼、睡不好的「鼻呼吸」：日本鼻科權威醫師30年實證，戒掉用嘴呼吸，讓你增加深度睡眠、一夜好眠！／黃川田徹作；賴惠鈴譯. -- 初版. -- 臺北市：境好出版事業有限公司出版：采實文化事業股份有限公司發行，2024.04
面；　公分. --（health; 17）
譯自：鼻専門医が教える「熟睡」を手にする最高の方法
ISBN 978-626-7357-13-2（平裝）
1.CST: 鼻科

416.87　　113002606

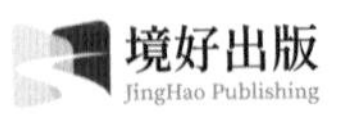

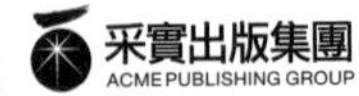